증례 사진으로 알아보는

설진 내과학

증례 사진으로 알아보는 설진 내과학

This Edition was published by Jipmoondang in 2020, Seoul, Korea.

증례 사진으로 알아보는

설진 내과학

신길조 저
하유빈 교열

신길조(辛吉祚)

학력 경희대학교 한의과대학 졸업, 동 대학원 석사, 한의학박사

현재 동국대학교 한의과대학 정교수
동국대학교 분당한방병원 한방내과

경력 대한중풍학회 회장
대한한의학회 이사, 감사, 부회장
대한한방병원협회 수석부회장
동국대학교 분당한방병원 병원장
보건복지부 의료기관평가 인증위원
보건복지부 뇌경색 치료약물 임상실험과제 연구책임자(2011-2013)

저서 내과학 1-5(공저), 우리의학서적, 2020.
한방순환・신경내과학(공저), 우리의학서적, 2016.
심계내과학(공저), 군자출판사, 2006.
서양의학자의 한방진료학(공역) 집문당, 1998.

증례 사진으로 알아보는 설진 내과학

2020년 9월 1일 1판 1쇄

저자 | 신길조
발행인 | 임동규
발행처 | (주)집문당
등록 | 1971. 3. 23. 제2012-000069호
주소 | 03134 서울시 종로구 돈화문로 82, 5층
전화 | 1811-7567 팩스(02)742-4657
이메일 | sale@jipmoon.co.kr
홈페이지 | www.jipmoon.com

편집 | 남시중
디자인 | 임용우

ISBN 978-89-303-1862-4 93510

가격 20,000원

이 도서의 국립중앙도서관 출판시도서목록(CIP)은 e-CIP홈페이지(http://www.nl.go.kr/ecip)와
국가자료공동목록시스템(http://www.nl.go.kr/kolisnet)에서 이용하실 수 있습니다.
(CIP제어번호: CIP2020032862)

머리말

현대는 과학의 시대로 과학이 가져다준 편리함으로 인해 과학이 만능인 시대가 되어 버렸다. 그러한 가운데 동양의 오랜 문화적 산물이 이제는 낡고 실용적 가치가 떨어지는 구시대의 유물로 치부되는 것이 현실이다. 그나마 명맥을 유지하고 있는 한의학은 앞으로의 변화과정과 그 적응력을 시험받는 힘든 시기에 놓여 있다.

동양적 사고는 전체성과 유기적 연관성을 중시한다. 한의학도 마찬가지로 인간의 질병을 부분으로 파악하는 대신 총체적인 관점에서 보는데, 설진은 부분으로 전체를 진단하는 한의학의 진단 방법 중 하나이다. 더하여 설진은 한의학적 사유에 부합하는 재현성 있는 진단 방법으로서 간략하면서도 쉬워 어려운 변증 진단에 초보자들이 많은 도움을 받을 수 있는 수단이다.

30년이 넘는 세월 동안 한의학을 통해 많은 환자를 진료한 나로서 후학들을 위해 기초적인 한의학 자료를 남겨야겠다는 의무감이 든 것은 오래전부터 가지고 있었는데, 천성이 게으르고 무능하여 오늘에야 비로소 거친 자료들이지만 그것을 엮어 한 권의 책으로 내게 되었다.

이 책에 실린 자료 사진과 내용이 비록 방법상에서 통일성과 정밀성이 부족한 점이 있으나, 초보자들이 보기에는 충분할 것으로 생각한다.

과학이 가져온 환경파괴가 난무한 현실에서 균형과 조화를 중시하는 동양적 사고는 앞으로도 사람의 치료에 꼭 필요할 것으로 믿어 의심치 않는다.

여러 부분에서 부족한 원고와 자료들을 다듬어 이제 한 권의 책으로 나오기까지 수고해 주신 백진원 원장과 하유빈 선생에게 고마운 마음을 전한다.

사회적 격랑 속에 출판 시장이 불투명함에도 흔쾌히 책을 출판해 주신 집문당의 임동규 사장님, 편집 진행과 표지 제작에 애써 주신 남시중, 임용우 부장님을 비롯한 편집진에 감사드린다.

아울러 무엇보다도 나를 의사로 믿고 사진 촬영을 흔쾌히 허락해주신 모든 환자분께 감사의 말씀을 드린다.

2020년 5월 13일 코로나19 시절 진료실에서

신길조 삼가 쓰다

차 례

머리말 / v

설진이란? / 1

제1절 舌診의 개요 / 3

1. 임상에서 舌診의 가치 ······ 3
2. 舌診 원리와 그 의의 ······ 5
   1) 舌의 부위와 대응하는 인체 기관 ······ 5
   2) 舌診 의의 ······ 9
   3) 연령에 따른 혀의 비교 ······ 9
   4) 개인의 습관에 따른 혀의 변화 ······ 10
3. 디지털 설진기의 개발 ······ 11

제2절 舌診의 실제 / 13

1. 望舌體 ······ 13
   1) 望舌色 ······ 13
      (1) 淡白舌 ······ 13
      (2) 紅舌 ······ 17
      (3) 絳舌 ······ 20
      (4) 青紫舌 ······ 21
   2) 望舌形 ······ 24
      (1) 蒼老舌 ······ 24
      (2) 嬌嫩舌 ······ 25
      (3) 胖大舌 ······ 25
      (4) 瘦薄(萎縮) ······ 28
      (5) 裂紋舌 ······ 28
      (6) 齒痕舌 ······ 31
      (7) 點刺舌 ······ 33
      (8) 舌瘡 ······ 36

3) 舌態 …… 37
(1) 歪斜舌 …… 37
(2) 短縮舌 …… 41
(3) 吐弄舌 …… 41
2. 望舌苔 …… 42
1) 苔質 …… 43
(1) 厚・薄苔 …… 43
(2) 潤・滑苔와 燥・糙苔 …… 46
(3) 膩・腐苔 …… 51
(4) 剝落苔 …… 54
2) 苔色 …… 60
(1) 白苔 …… 60
(2) 黃苔 …… 63
(3) 灰・黑苔 …… 66

제3절 임상 舌診 / 69

1) 察舌辨八綱 …… 69
(1) 察舌辨表裏 …… 69
(2) 察舌辨寒熱 …… 70
(3) 察舌辨虛實 …… 71
(4) 察舌辨陰陽 …… 71
2) 察舌辨正氣盛衰 …… 72
(1) 正氣盛衰의 판단 …… 72
(2) 病邪의 성질 판단 …… 73
(3) 病勢의 판단 …… 73

부록 1. 중풍 환자의 舌診 / 88

부록 2. 舌體와 舌苔의 主病 특징 / 90

舌診이란?

舌診은 舌體와 舌苔를 관찰하여 질병의 病因 및 신체 상태를 판별하는 전통적인 韓醫學의 진단방법이다.

舌診은 望·聞·問·切의 진단 과정 중 脈診·觸診과 함께 신체의 상태를 직접 관찰하여 辨證의 정확성을 높이는 진단 방법 중 한 가지이다.

기준이 되는 정상 상태의 혀는 색깔이 연한 붉은색(淡紅), 苔는 엷은 흰색(薄白), 舌潤한 상태이다.

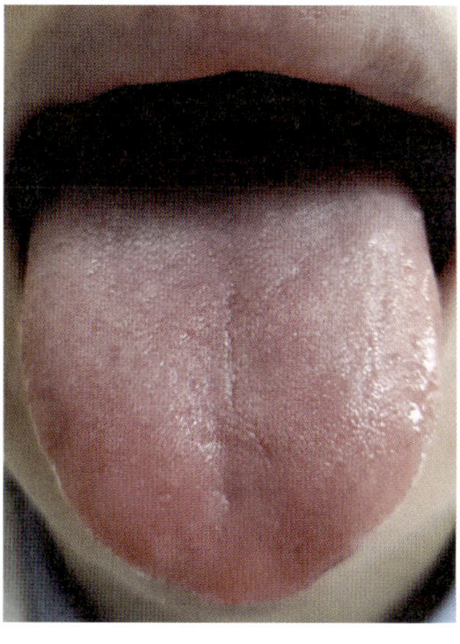

제1절 舌診의 개요

舌體의 관찰은 舌質의 色과 舌形을 위주로 하고, 舌苔의 관찰은 色과 苔質을 위주로 이루어진다.

舌體와 舌苔에서 관찰하고 판별해야 할 주요한 내용은 표 1과 같다.

표 1. 설진 시 판별할 사항

舌診	舌體	舌色	淡 · 白 · 紅 · 絳 · 紫青
		舌形	胖瘦 · 老嫩 · 裂痕 · 點刺
		舌質	潤 · 澡
	舌苔	苔色	白 · 黃 · 灰黑
		苔質	厚薄 · 剝落 · 潤澡

1. 임상에서 舌診의 가치

① 正氣(氣血, 陰陽) 및 津液의 성쇠

② 病邪의 위치(表裏, 五臟) 및 질병 진행 상황

③ 病邪의 속성(寒熱, 虛實)

④ 病因物質(水飮, 瘀血)

한의학에서 건강한 인체는 陰陽과 氣血의 균형이 잡힌 상태를 의미한다.

인체의 조화로운 상태가 外因, 內因 및 不內外因으로 인하여 균형이 깨어지면 질병이 발생한다. 이때 혀를 관찰하여 正氣 및 病邪의 위치를 파악하여, 질병에 대항할 수 있는 기력 상태, 病因의 경중, 질병의 진행 경과(호전 및 악화) 및 치료법을 파악할 수 있다.

舌診은 脈診, 腹診과 더불어 환자에게서 직접 관찰할 수 있는 진단 방법으로, 한의학의 독특한 개념인 辨證과 잘 부합되는 진단 방법이라는 데 또한 가치가 있다.

반면 舌診이 가진 진단적 가치에 대한 비판도 있는데, 객관적 자료 획득의 제한성으로 객관적인 진단법으로 활용하는 데 문제가 있다는 지적이다.

◆ 객관적인 자료 획득의 문제점

① 먹은 음식물에 따라 혀의 상태가 영향을 받을 수 있음

② 조명 상태에 따라 혀의 색이 달라질 수 있음

③ 관찰자의 주관적인 의견이 개입될 수 있음

④ 동일한 상태에도 관찰자의 경험과 판단에 따라 최종 변증이 다를 수 있음

그럼에도 舌診은 서양의학과는 다른 동양의 고유한 이론에 바탕을 둔 한의학적 치료법과 연결할 수 있는 전통적인 진단법이다. 약간의 진료 경험만 쌓는다면 舌診은 질병의 辨證에 실용적인 진단법으로 쉽게 활용할 수 있다.

◆ 일반적인 혀의 관찰 순서

① 舌體 : 色相 → 潤燥 → 胖瘦 → 老嫩 → 裂痕 → 點刺 → 動態

② 舌苔 : 有無 → 色澤 → 厚薄 → 潤燥 → 剝落

③ 이후 관찰을 바탕으로 한 정보를 종합하여 병인 및 정기 상태를 최종 판별한다.

※ 舌體와 舌苔의 色이 가장 중요하며, 舌形도 앞의 두 요인과 합해지면 의미가 명확해진다.

2. 舌診 원리와 그 의의

1) 舌의 부위와 대응하는 인체 기관

① 舌尖 : 上脘(心肺疾患)

② 舌中 : 中脘(脾胃疾患)

③ 舌根 : 下脘(腎疾患). 분계구 후반부터 후두개 옆 구개편도까지

④ 舌邊 : 肝膽疾患

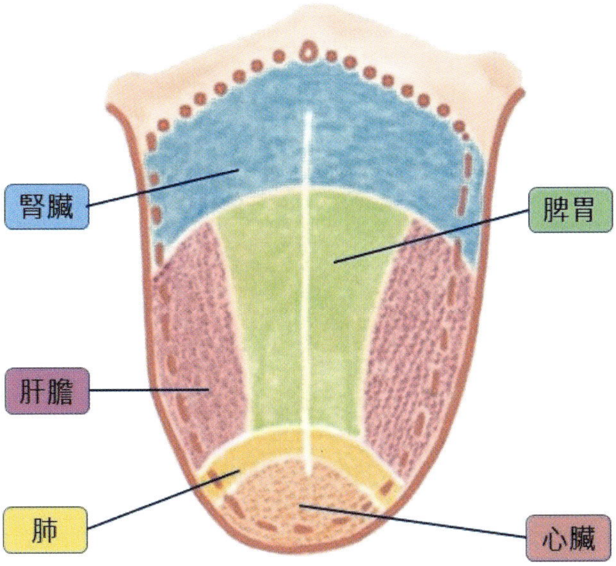

그림 1. 혀의 五臟별 부위

예를 들어 心火上炎하면 舌尖이 紅赤하거나, 尖上紅粒이 있다.

脾胃의 運化 기능이상으로 濕痰이나, 食積이 있으면 舌中部의 舌苔가 厚膩하다.

肝膽에 熱이 있으면 舌邊 부위가 붉어진다.

증례 1. 舌尖 紅粒

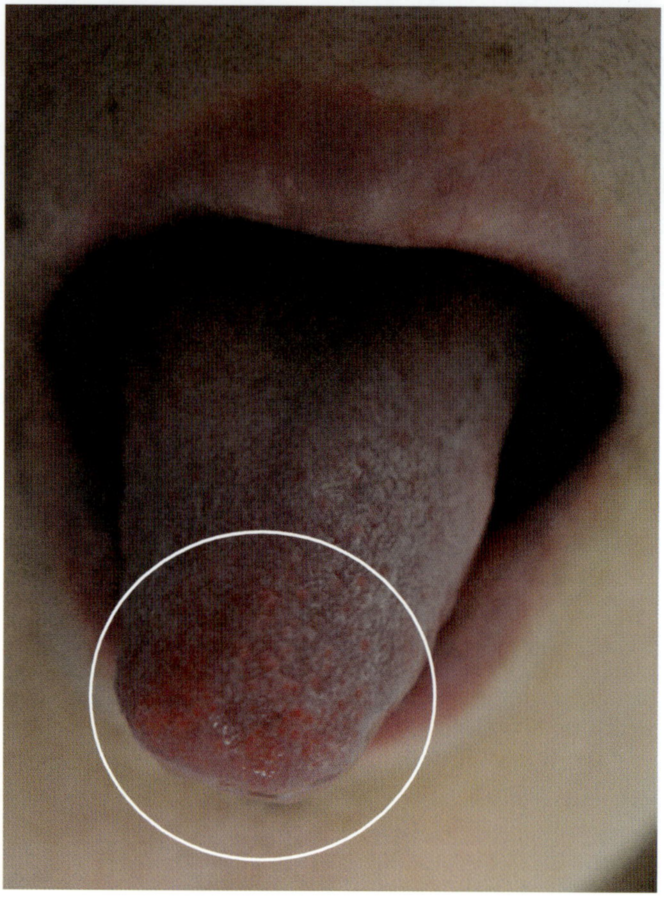

여/49

두통, 怔忡, 盜汗을 主症으로 내원한 환자이다. 사진 촬영 당시 환자는 胸滿 증상이 심한 상태로, 심한 스트레스를 받은 후 앞의 증상이 발생하였다(흰색 원 안 尖上 부위에서 紅粒이 관찰된다).

七情過多로 인한 心火上炎으로 변증하였다.

증례 2. 舌中部 黃膩苔

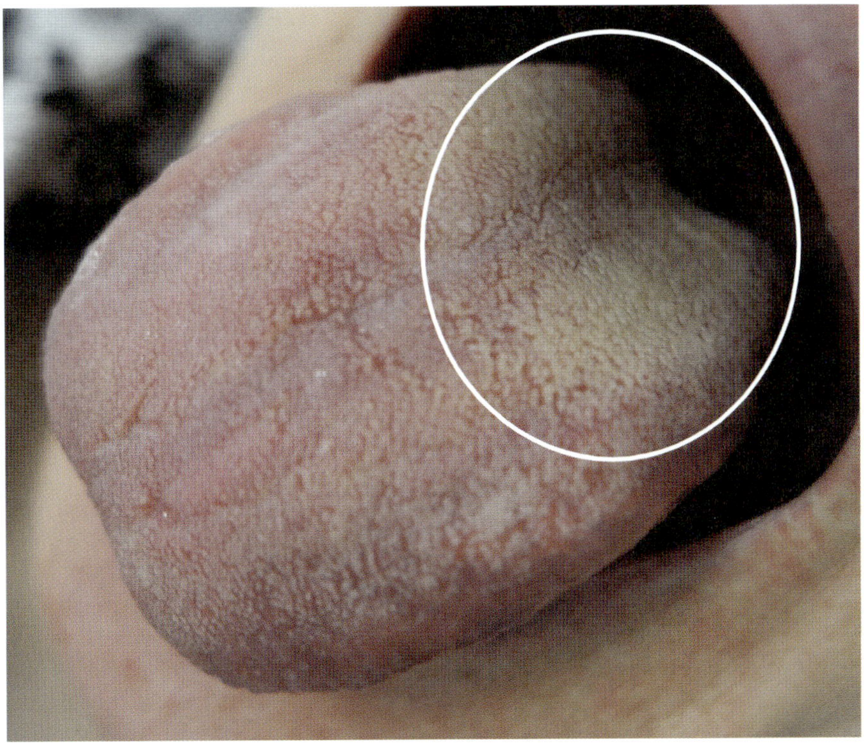

여/60

2개월 전 심한 스트레스를 받고 발생한 쇠약을 주증으로 내원하였다. 식욕부진과 心下痞滿, 불면, 연변을 호소하였으며, 脈은 弦細하였다.

舌淡, 舌質이 건조하며, 舌中~根部 黃膩苔가 관찰되고, 舌尖에는 苔가 적다. 肝氣橫逆으로 脾胃의 운화작용이 방해받아 쌓인 濕痰으로 변증하였다.

증례 3. 舌邊과 根에 腐黃苔

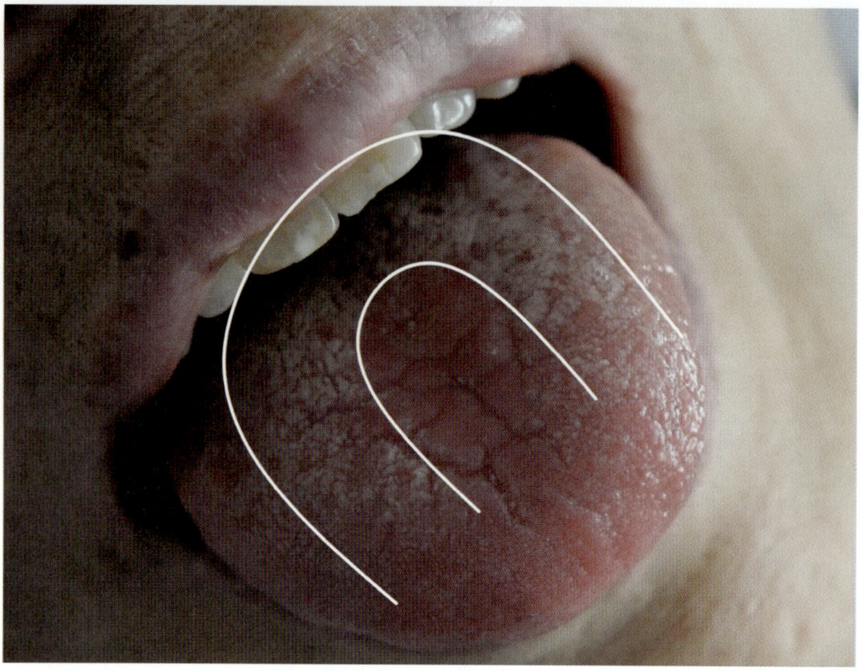

여/70

고혈압 과거력이 있는 환자로 두통을 주증으로 내원하였다. 口苦, 口乾, 上熱感, 불안을 호소하였으며, 脈은 弦하였다.

舌紅, 乾燥 舌裂하며 剝落苔, 舌根의 腐黃苔가 관찰되었다. 肝膽濕熱, 肝血虛脈으로 변증하였다.

2) 舌診 의의

① 舌質은 五臟六腑 精氣의 盛衰를 나타내고, 舌苔는 病邪의 屬性 및 病位의 深淺을 나타낸다.

氣病은 舌苔를 중심으로 살피고, 血病은 舌質을 중심으로 관찰한다.

② 舌質 舌苔가 滋潤하면 津液이 충분하고, 乾燥하면 津液이 부족하다.

③ 혀 표면에 苔가 있을 때는 胃에 生氣가 있는 것이고, 매끈거리며 苔가 없을 때는 胃氣가 衰敗한 것이다.

④ 舌質이 紅潤하면 氣血이 旺盛하고, 舌質이 淡白하면 氣血虛弱하다.

⑤ 병이 腑에 있으면 舌苔에, 臟에 있으면 舌質에 변화가 나타난다.

⑥ 舌體 堅斂蒼老 + 舌色 深濃 + 舌苔 膩濁 = 명확한 實證

舌體 浮胖嬌嫩 + 舌色 淺淡 + 舌苔 剝脫少苔 혹 無苔 = 명확한 虛證

3) 연령에 따른 혀의 비교

신체가 노화됨에 따라 혀도 함께 노화를 겪는다.

혀의 舌質과 舌苔를 관찰할 때는 연령도 함께 고려해야 한다. 소아와 노인의 혀는 기본적으로 濕潤함과 嬌嫩한 정도에서 큰 차이가 난다.

소아

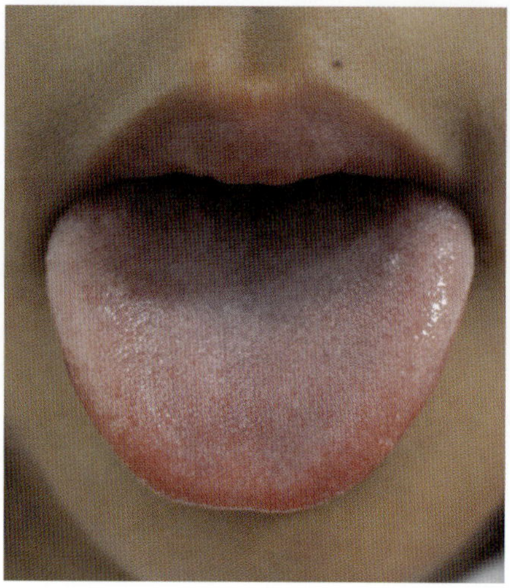

소아의 혀는 윤기가 가득하고, 혀 표면에 고랑이 없으며 유두가 매끈하고 여린 모습이 관찰된다.

노인

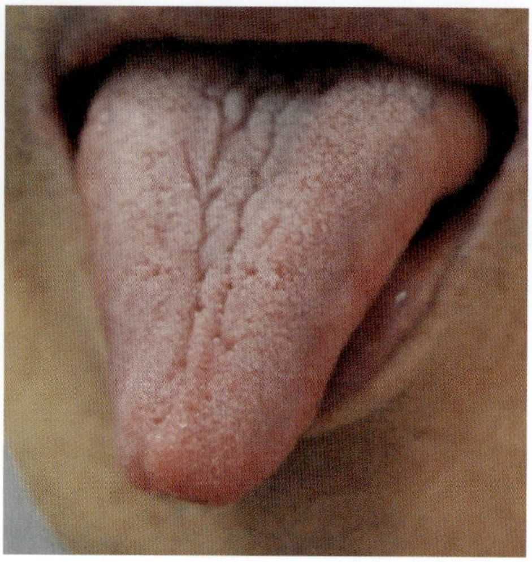

노인의 혀는 색깔이 탁하고, 舌面에 고랑이나 厚苔가 관찰되거나, 蒼老한 사례가 많다. 아울러 津液이나 氣血의 부족이 심할 때는 瘦薄舌이나, 鏡面舌이 흔하게 관찰된다.

4) 개인의 습관에 따른 혀의 변화

病證에 따라 혀에 나타나는 정보를 읽어서, 辨證에 활용하는 것이 舌診이다. 하지만 병리적 변화가 아닌, 개인의 생활습관이나 신체상태가 정상 舌象에 영향을 미쳐 잘못된 변증을 유도할 수도 있다.

변증에 영향을 미칠 수 있는 사례들은 다음과 같다.

① 혓바닥을 과도하게 긁으면 厚苔가 薄苔로 보일 수 있다.
② 이를 가는 습관이 있으면 黃膩苔가 있는 경우가 많다.
③ 구강 호흡을 하는 사람, 입을 벌리고 자는 사람은 舌質이 건조하다.
④ 음료수, 커피, 흡연은 舌苔의 이상 변화를 가져오고, 음주는 舌色의 변화를 증가시킨다.
⑤ 비만한 사람, 몸이 냉한 사람은 혀가 腫大된 경우가 많다.

3. 디지털 설진기의 개발

舌診은 한의사가 환자의 혀를 관찰하여 몸 상태를 판단하기 때문에 광량이나 진단자의 주관에 따라 그 결과가 다를 가능성이 있다. 이러한 한계를 보완하기 위해 객관적이고 정량적인 디지털 설진기의 개발이 국내외에서 진행되고 있다.[1)]

진단환경의 표준화를 위한 설진기와 설진 분석법이 개발된 이후, 최근에는 기존의 한계점을 개선하여 신뢰도를 높이기 위한 소프트웨어 연구와 그 활용도에 대한 연구—혀 영상을 활용한 건강 모니터링 방법과 구취, 구강 건조, 폐암, 기능성 소화불량, 대변 장애 등 임상 질환과의 관련성—가 진행되고 있다.

한국한의학연구원에서는 2017년에 모양과 색깔 정보만 제공하던 기존 설진기와 달리 두께와 크기, 부피까지 측정이 가능한 3차원 설진기인 '설 입체정보 영상 측정장치(K TAS-4000, 그림 2 참조)'를 개발하였다. 이 설진기는 2018년에 보건신기술(New Excellent Technology, NET)로 인증을 받았다. 기존 설진기는 2차원 혀 영상의 색상을 분석하였으므로 촬영 시 혀 위치 변화로 인해 재현성 있는 결과를 얻기 어려웠고, 직접광을 사용하여 정보가 왜곡되는 경우

1) 이현주, 권나연, 남동연. 국내외 설진기를 활용한 인간 대상 연구현황. 대한한의진단학회지. 2015; 19(1): 1-10.

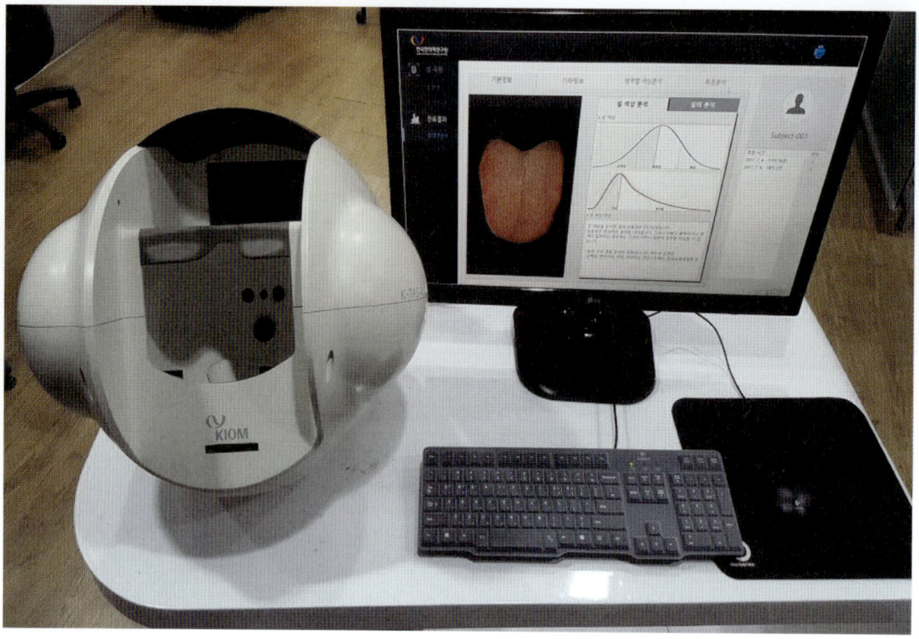

그림 2. 설 입체정보 영상 측정장치(K TAS—4000)

가 많았다. 새로 개발된 설 입체정보 영상 측정장치는 다시점(multiview)의 혀 정보를 취득하여 혀 위치의 재현성을 높였으며, 간접 조명을 사용하여 조명조건의 균일화로 설질과 설태 분류의 정확도를 향상시켰다.

제2절 舌診의 실제

환자의 舌體 관찰은 혀의 전체적인 색깔, 두께, 특징적 형태 등을 확인한다. 그런 다음에는 舌苔의 색깔, 두께, 습윤 정도, 군집 형태 및 부위 등을 확인한다.

1. 望舌體

1) 望舌色

淡紅色이 정상 舌色이다.

病的 舌色은 淡白, 紅, 絳, 青紫의 4종이 있다.

(1) 淡白舌

① 舌色이 정상 舌色에 비해 핏기가 없는 엷은 백색을 띤다.

② 舌色이 淡白하고 혀에 물기가 많으면, 氣血兩虛 혹 陰寒內盛한 상태이다.

③ 舌色이 淡白하고 혀에 물기가 많으며 齒痕, 舌腫이 함께 나타나면, 陽虛로 寒濕內盛한 상태를 의미한다.

증례 1. 淡白舌 1

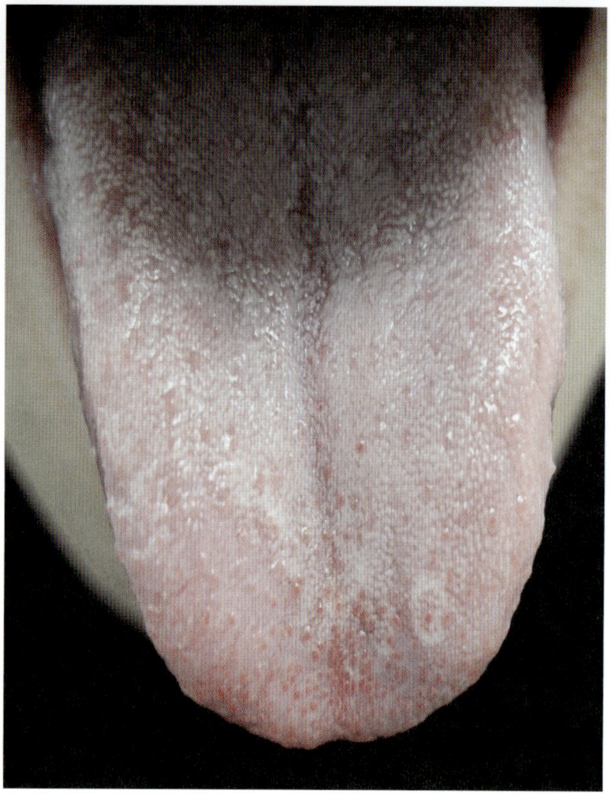

남/18

소화불량, 全身無力, 설사 증세로 내원하였다. 식욕부진으로 식사량이 감소하였으며, 체격은 마른 편이었다. 평소 학업 스트레스가 많다고 하였다.

전체 舌色은 淡白하다. 舌尖에 붉은색 작은 유두가 돌기된 모습이 여러 개 관찰되는 點刺舌로서 혀의 萎縮 상태가 겸해져, 木克土로 인한 氣血虛證으로 변증하였다.

증례 2. 淡白舌 2

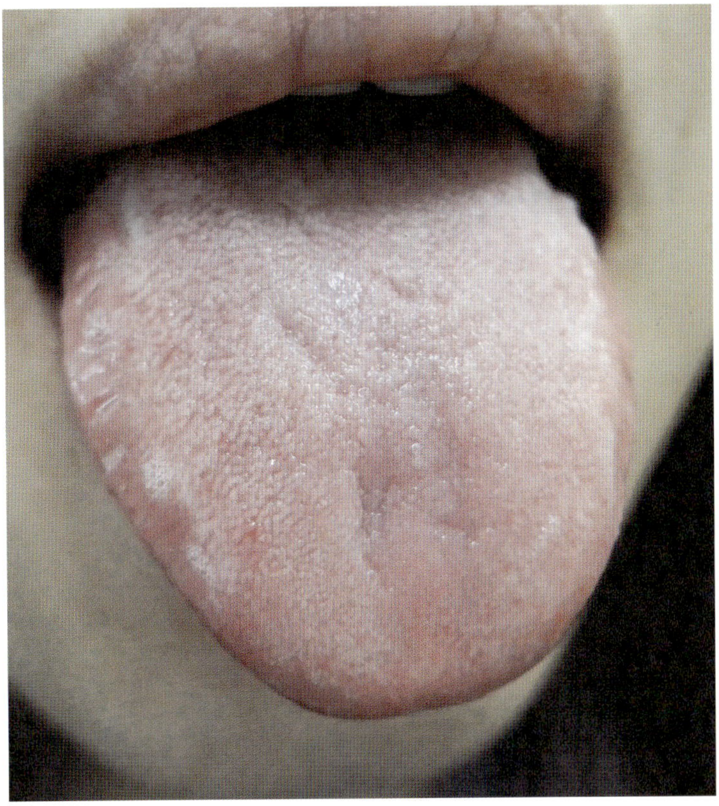

여/40

감기 몸살로 내원한 환자로, 갑상선 기능항진증(7년) 과거력이 있다. 그 외 조잡, 식사량 감소, 변비(2~3일/1회), 畏寒, 上體發汗하고, 입술이 떨릴 정도로 추위를 타며, 손발이 냉하였다. 脈은 滑하였다.

苔白, 건조하지 않은 적당한 濕潤이 관찰되어, 外感病 초기에 나타나는 설상이다.

증례 3. 淡白舌 3

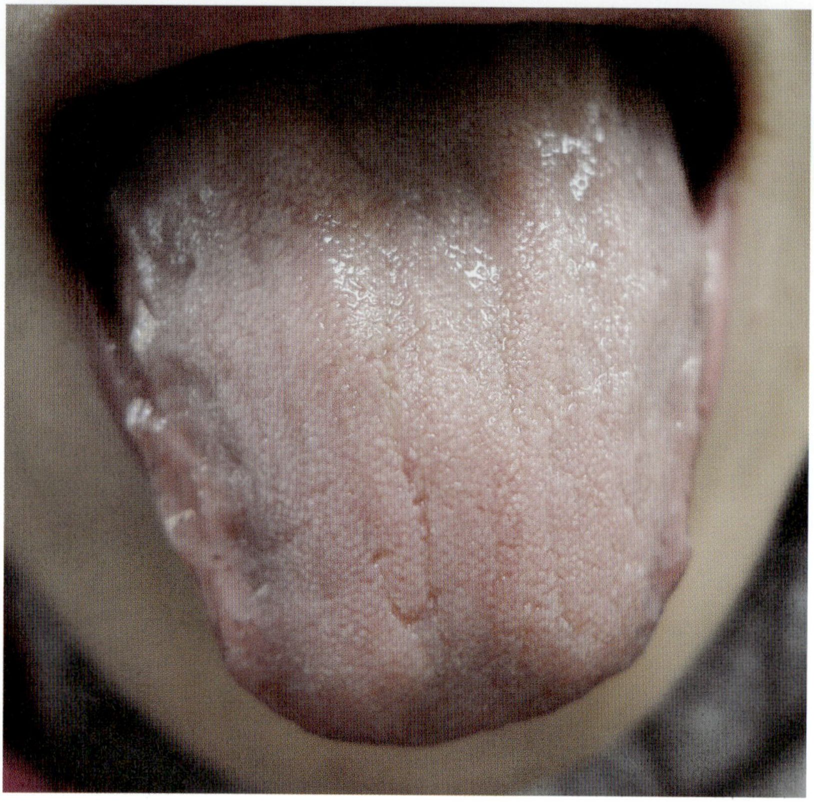

여/49

피로로 내원한 환자이다. 10년 전 갑상선암 절제술을 받았다. 한 달 전부터 피로가 심해졌으며, 심한 추위와 양 어깨 통증을 호소하였다. 맥은 弱하였다.

舌色淡白, 齒痕, 舌潤하다. 寒濕을 끼고 있는 陽虛 상태로 변증하였다.

(2) 紅舌

혀의 붉은 정도에 따라 裏熱 상태를 확인할 수 있다.

陽氣有餘(實證) / 陰液不足(虛熱)으로 나타난다.

① 舌色이 淡紅色에 비해 짙은 鮮紅色이면 熱證을 의미한다.

② 舌尖만 붉으면 心火上炎을 의미한다.

③ 舌邊이 紅赤하면 肝膽熱을 의미한다.

④ 혀는 붉은데 苔가 적거나 없으면 熱로 인한 陰液 손상을 의미한다.

증례 4. 紅舌 1

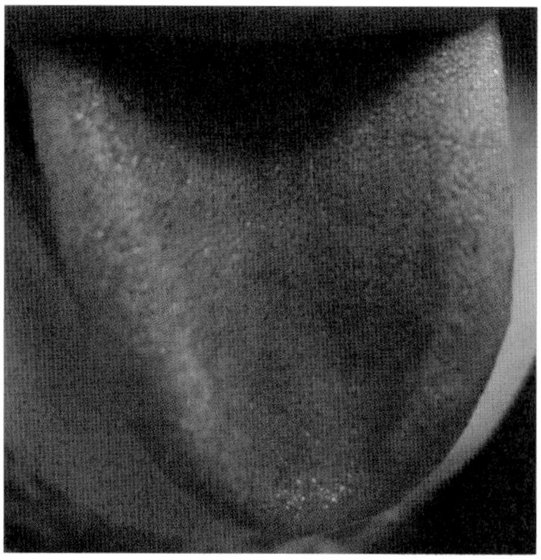

여/57

畏熱과 上體汗出로 내원한 환자이다. 7일 전부터 극심한 스트레스를 받았으며, 하루에 여러 번 몸에서 열이 나서 찬바람을 쐬는데 상체에만 땀이 나며, 오후가 되면 피로감이 더욱 심하다고 했다. 脈은 浮無力하였다.

舌質 전체가 균일하게 紅色으로 관찰되었다. 苔가 적다. 陰血虛로 변증하였다.

증례 5. 紅舌 2

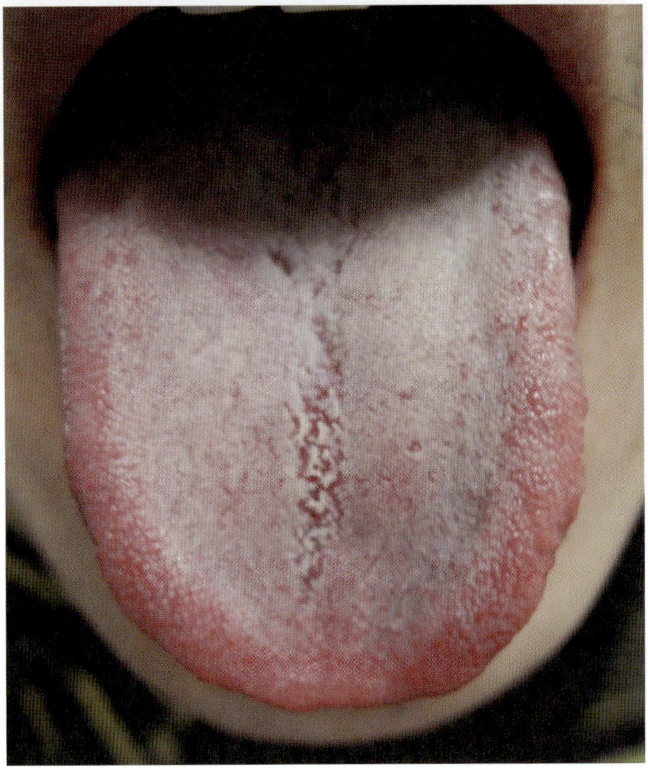

남/37

희고 끈적한 가래가 많아 내원하였다. 하루 담배 1갑을 피우며 顔面上熱感과 함께 怔忡, 口乾, 喜冷飮하며, 脈은 滑하다.

전체적으로 혀가 붉으며, 舌邊 중심으로 鮮紅色, 紅粒이 관찰된다. 舌苔는 黃膩하며, 舌面에 단단히 붙어 있다. 濕熱證으로 변증하였다.

증례 6. 紅舌 3

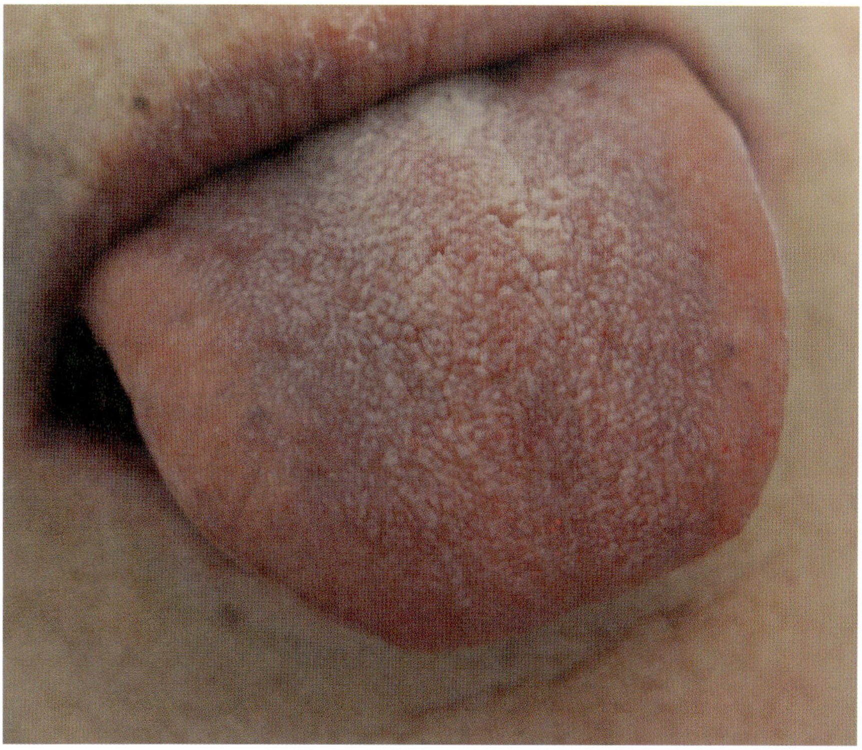

여/75

좌측 반신마비와 요통으로 내원하였다. 뇌경색과 고혈압 과거력이 있으며, 面赤, 口乾, 喜冷飮하며 口苦하였다.

혀가 건조한데 찬 것을 좋아하고, 얼굴까지 붉어서 實證으로 변증하였다. 舌質紅하고 건조하나, 白苔가 남아 있어 火熱로 인해 陰液이 완전히 고갈되지는 않은 상태이다.

(3) 絳舌

絳舌은 아주 짙은 紅色. 熱이 極盛하여 陰液과 血液이 부족한 상태이다.

① 外感病의 絳舌 : 熱邪가 營血에 침입해 陰精이 크게 상함을 의미한다.

② 內傷病의 絳舌 : 火가 치성하여 津液 손상이 극심한 상태를 의미한다.

③ 노인의 絳舌 : 久病으로 津液이 亡失된 상태를 의미한다.

증례 7. 絳舌

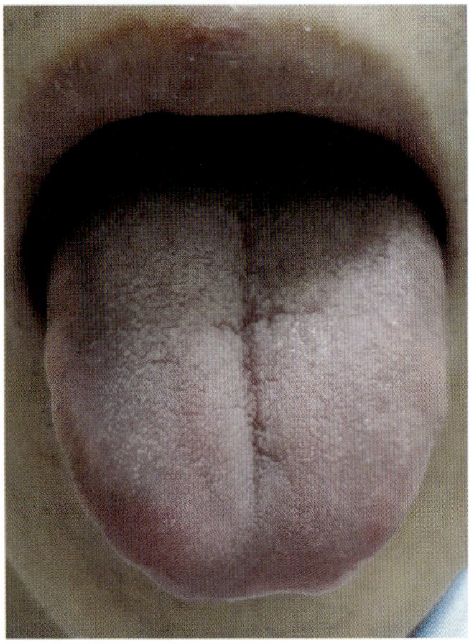

여/83

感冒로 내원한 환자로 咽喉腫痛과 後鼻漏를 주증으로 口乾, 上熱感, 背汗, 쇠약감을 호소하였다.

매운 음식을 먹으면 혀가 아픈데, 혀는 짙은 홍색이며 舌質은 건조하고, 舌苔는 거의 없었다. 연령을 고려할 때 진액이 부족한 상태에서, 外感病으로 陰液이 상하여 나타난 舌象이다.

(4) 青紫舌

① 紅色 + 藍色 + 靑色이 합쳐진 舌象이다.

② 紫色의 반점들이 하나 혹은 여러 개가 분포하는 것은 瘀血을 의미한다.

③ 舌色이 淡紫하거나, 靑紫하고 濕潤한 것은 寒證, 肝氣鬱結을 의미한다.

④ 舌色이 絳紫色이면서 건조한 것은 熱毒을 의미한다.

증례 8. 靑紫舌 1

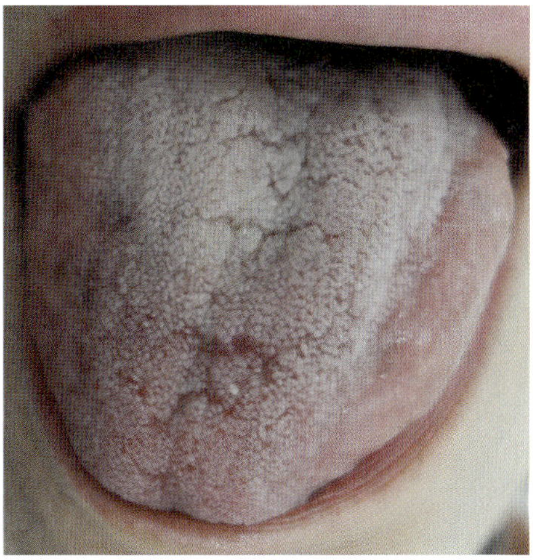

여/70

갑상선암으로 갑상선 절제술을 시행한 환자로 不眠을 주증으로 내원하였다. 평소 스트레스가 많고 소화불량, 설사를 동반하며, 脈은 弦하였다.

전체적으로 혀가 건조하며, 裂文이 관찰된다. 혀의 측면에 靑紫色이 관찰되어, 木克土로 인한 肝鬱로 변증하였다.

증례 9. 青紫舌 2

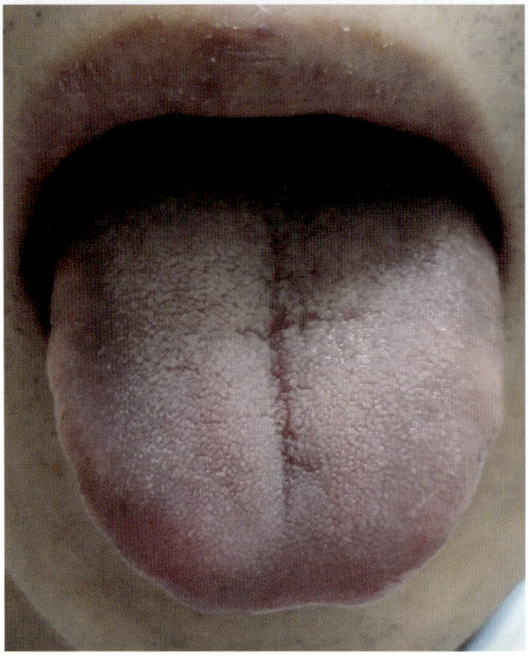

남/53

손발 저림과 경련으로 내원한 환자로 평소 업무 스트레스가 많으며, 상열감, 부종, 소화불량, 잦은 묽은 변을 호소하였다. 脈은 弦하였다. 소주 5회/주 1~2병/회, 하루 1.5갑 흡연하며, 지방간, 경도의 간경화, 골다공증, 역류성식도염, 위장상피화생, 범혈구 감소증(골수검사에선 별무이상)을 진단받은 상태였다.

전체적으로 舌色淡 舌苔薄白하고, 舌邊에 瘀瘢이 관찰된다. 瘀血로 변증하였다.

증례 10. 靑紫舌 3

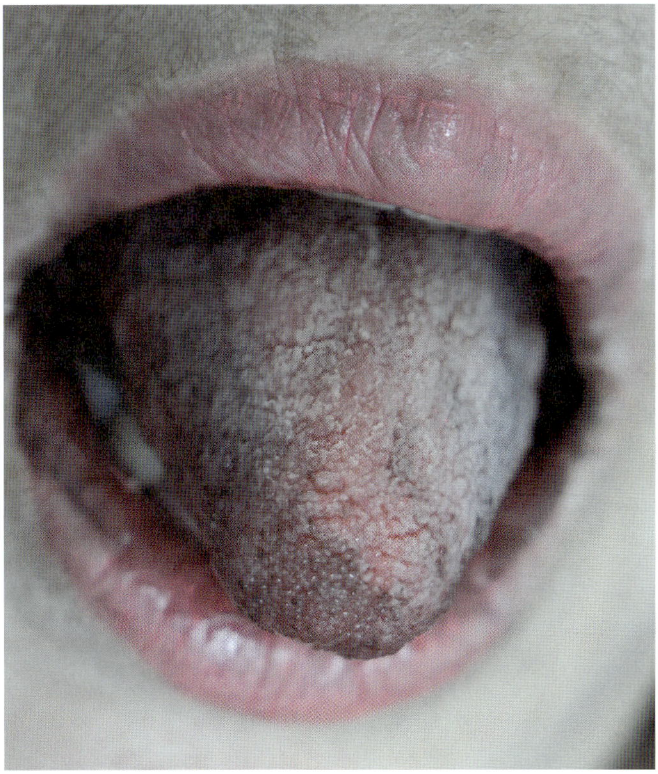

여/78

골수섬유증을 앓고 있는 환자로 식사 후 발생하는 두통과 腹痛을 주증으로 내원하였다. 소화불량과 복창, 숨참을 동반하였으며, 脈은 沈하였다.

舌邊 주위로 靑紫色 어반들이 관찰되었다. 혀와 설태가 매우 건조하고 苔色은 微黃하다. 血虛와 瘀血을 겸한 상태로 변증하였다.

2) 望舌形

혀의 형태적 특징은 두꺼운 정도, 매끈한 정도, 균열, 齒痕, 紅粒과 芒刺, 기타 瘀點 및 瘀斑을 확인할 수 있다.

(1) 蒼老舌

舌質의 무늬가 거칠고(粗糙), 形色은 탁하며, 舌苔는 단단하게 뭉쳐 있다(堅斂).

舌上의 돌기와 무늬가 건조하여 수축된 주름(皺縮)같이 보인다.

대개 實證・熱證을 나타낸다.

증례 11. 蒼老舌, 苔黃

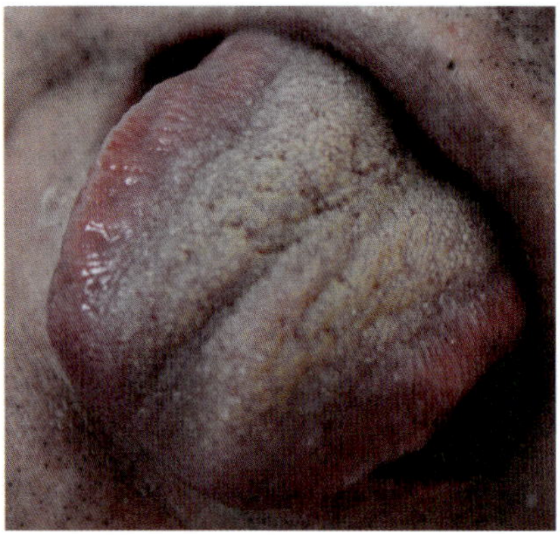

여/78

7년 동안 喘息을 앓은 환자로 咳嗽와 喀痰을 주증상으로 내원하였다.

전체적으로 혀가 노화된 인상을 준다. 고랑이 주름처럼 보이고, 진한 黃色의 건조한 舌苔가 관찰되어 熱症의 소견이 보이는데, 연령을 고려하여 虛實을 판단해야 한다.

(2) 嬌嫩舌

舌質의 무늬가 작고 매끄러우며(浮胖嬌嫩), 舌色은 淡白無華하거나 고운(嬌, 艶) 紅色이다. 대개 濕潤하며 虛證을 의미한다.

증례 12. 嬌嫩舌

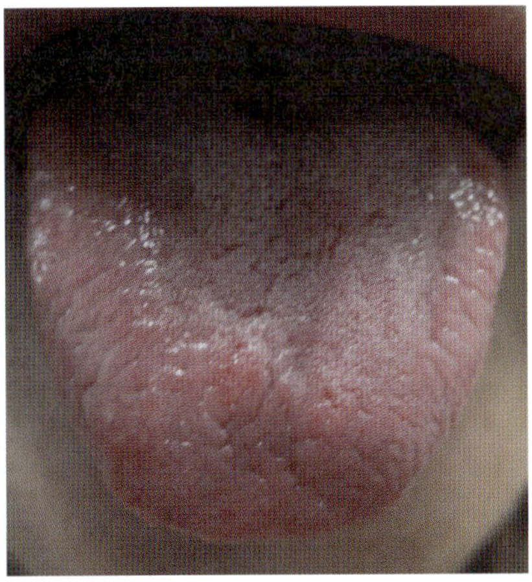

여/78

40년 전부터 眩暈이 있던 환자로 3년 전 뇌진탕 후 증상이 심해져 내원하였다. 머리를 움직일 때마다 眩暈이 심해지며, 耳鳴, 難聽, 頭重感이 수반되었다.

2일 전에는 苔厚黃하였으나, 치료 후 嬌嫩舌로 변화되었다.

(3) 胖大舌

舌色은 주로 淡白하면서 舌體가 커져 있다. 정상 혀보다 크고 두꺼우며, 심한 경우 입 안에 혀가 가득 차기도 한다.

혀에 물기가 있어 매끄러우면 脾腎陽虛로 水飮이 內停한 것이며, 黃膩苔는 脾胃濕熱한 것이다.

증례 13. 胖大舌 1

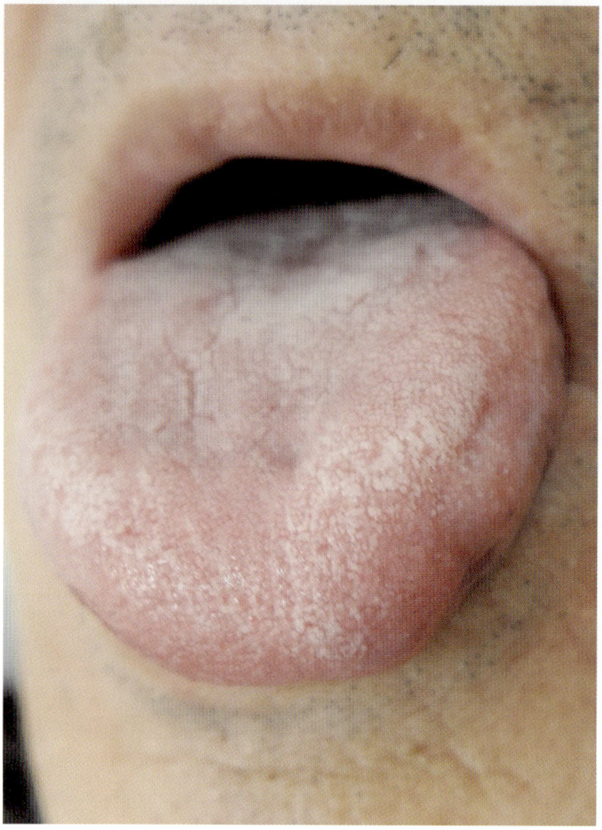

남/82

10일 전부터 심해진 피로로 내원한 환자로 기억력이 저하되며 눕기를 좋아하였다. 脈은 沈無力하였다.

舌淡白하며 舌腫大한데 건조하지 않고 白苔가 심하여 脾腎陽虛로 인한 水飮內停으로 변증하였다.

증례 14. 胖大舌 2

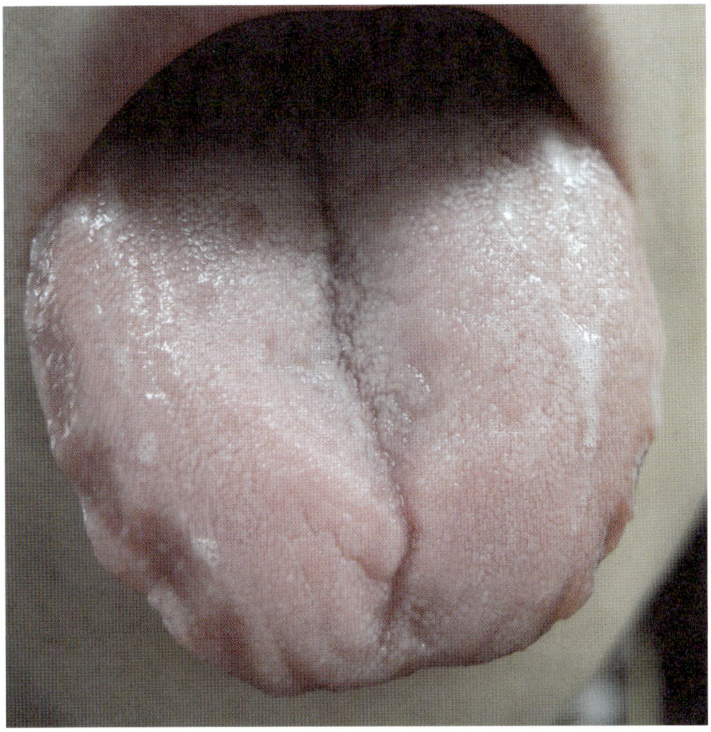

여/53

갑상선암으로 갑상선 절제술을 받은 환자로 두통을 주증으로 내원하였다. 3년 전 폐경과 함께 後頭痛이 시작되어, 頭部 전체로 통증 부위가 확대되었다. 안구피로, 口臭, 惡夢, 善欠을 동반하며, 脈은 浮數하였다.

舌淡白한데, 세로 모양의 裂紋이 관찰되었다. 舌邊에 齒痕이 있고, 전반적으로 혀가 腫大되어 있다. 木不疎土로 인한 水濕停滯로 변증하였다.

(4) 瘦薄(萎縮)

舌體가 萎縮되어 작고 얇다.

氣血兩虛 및 陰血의 부족을 의미하며, 음식 섭취가 부족한 경우가 많다.

증례 15. 萎縮舌

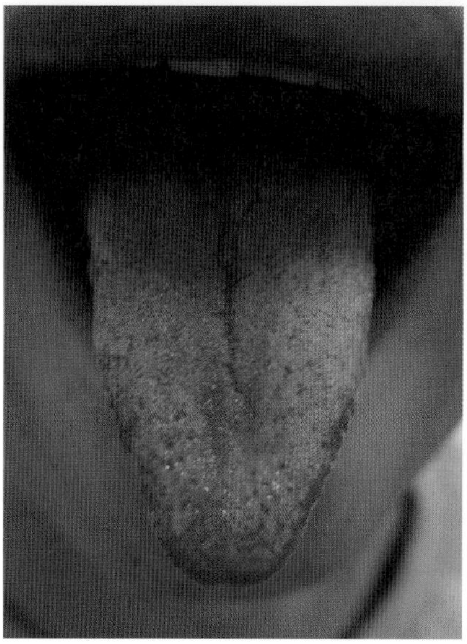

남/27

소아천식을 앓던 환자로 피로와 잦은 마른기침으로 내원하였다. 기침은 1개월 전부터 시작되었으며 2주 전 감기를 앓은 후 더욱 심해졌다.

설첨에 點舌이 관찰되며 혀가 위축되어 있다. 혀 전체에 薄白苔와 舌邊에 黃苔가 관찰된다. 陰液이 부족한 상태에서 風熱을 겸한 상태로 변증하였다.

(5) 裂紋舌

舌面에 다양한 裂紋이 관찰된다.

① 心火 혹 胃火가 熾盛하여 氣血陰液이 부족한 상태를 의미한다.
② 裂紋舌에 舌色이 淡白하면 血虛를 의미한다.
③ 裂紋舌에 舌色이 淡白 + 胖嫩하면 氣血不足 / 脾胃氣虛를 의미한다.

증례 16. 裂紋舌 1

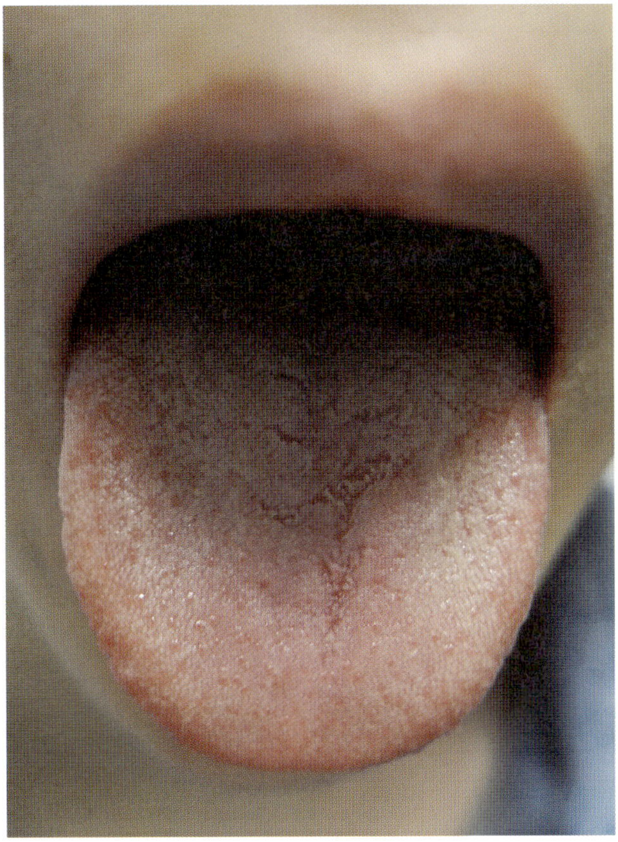

여/19

3, 4년 전부터 변비와 설사가 교대로 나타나는 증상으로 내원하였다. 식후에 심해지는 복창만을 호소하였다.

舌淡紅 苔薄黃하며, 舌體 가운데 부위에 裂紋이 관찰된다. 胃火로 변증하였다.

증례 17. 裂紋舌 2

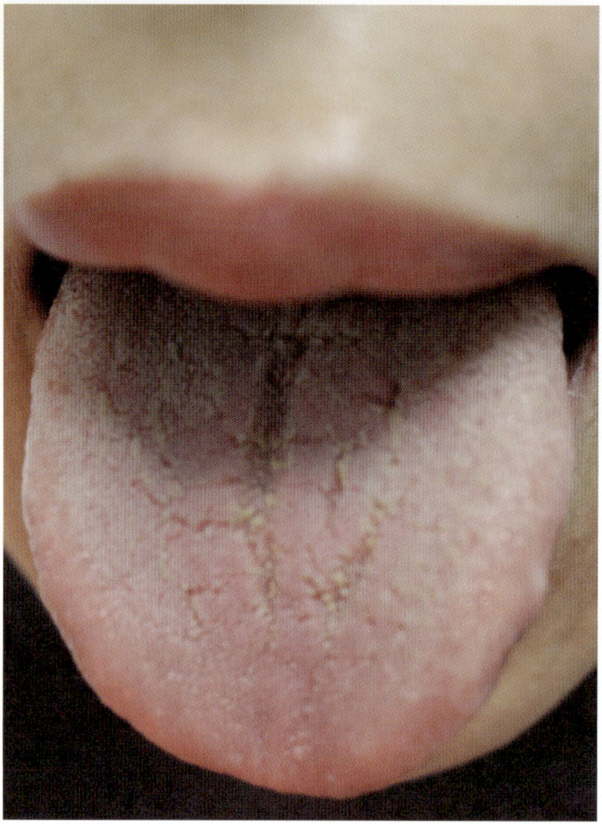

여/70

1개월 전부터 시작된 가슴 두근거림을 주증으로 내원하였다. 내원 10일 전 3일간 옻닭을 먹었으며, 소화불량과 淺眠을 호소하였다. 脈은 弦細하였다.

舌淡紅 苔黃灰하고, 舌質은 건조하다. 舌體 전체에 裂紋이 관찰된다. 大火한 음식물 섭취로 陰液이 손상된 것으로 변증하였다.

(6) 齒痕舌

혀의 측면에 이빨자국 혹은 톱니모양의 자국이 있다.

① 齒痕舌에 舌體가 淡白하면 寒濕한 상태이다.
② 齒痕舌에 舌紅腫脹하면, 濕熱 / 濁痰한 상태이다.
③ 舌腫 舌淡白하면 脾腎陽虛임을 나타낸다.

증례 18. 齒痕舌 1

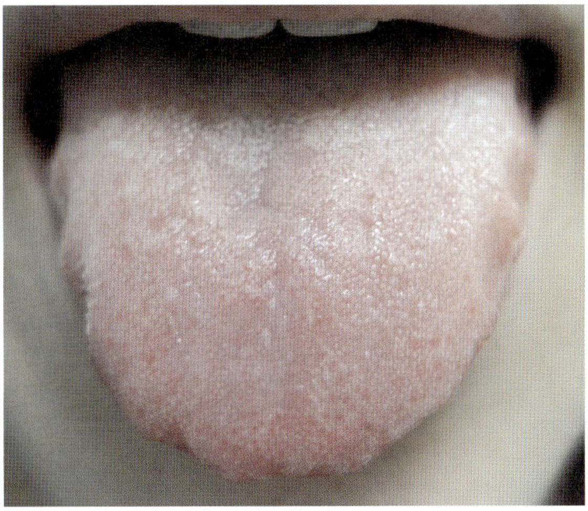

여/52

소화불량을 주증으로 내원하였다. 눈이 건조하고 열감이 느껴지나, 복부는 차다. 피로, 腹脹, 噯氣, 下氣, 口乾, 口苦, 頭汗을 호소하며, 脈은 弦細하였다.

舌紅腫하며, 舌尖과 舌邊 주위에 붉은 點刺舌, 齒痕이 관찰되었다. 濕熱로 변증하였다.

증례 19. 齒痕舌 2

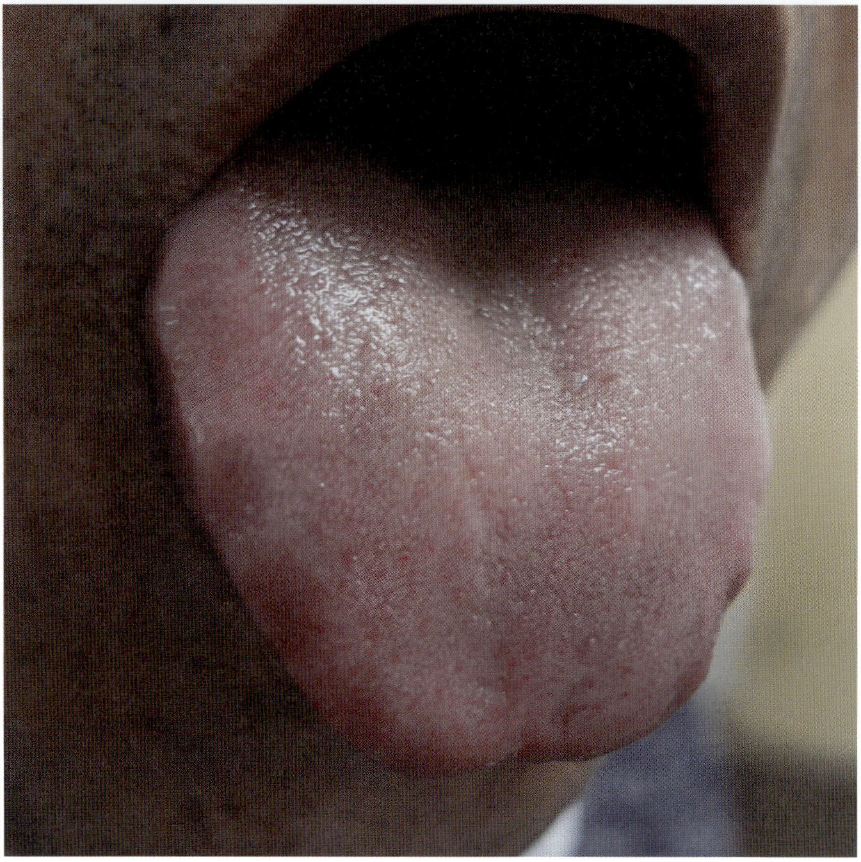

남/51

피로로 내원하였으며 설사가 잦고 배에 가스가 차며, 脈은 弦滑하였다.

혀가 전반적으로 腫大되어 있고, 齒痕이 관찰되었다. 寒濕으로 변증하였다.

(7) 點刺舌

혀의 유두들이 커진 모양에 따라 點舌 · 芒刺舌로 구분한다.

① 點舌은 蕈狀乳頭가 증대되어 개수가 많아지고 乳頭가 충혈된 상태를 의미한다.

② 芒刺舌은 蕈狀乳頭가 증대되어 가시처럼 불룩 솟아 오른 상태로 火熱熾盛이나 血分實熱한 상태를 의미한다.

③ 舌尖은 乳頭가 많이 분포하여 그 변화를 관찰하기 쉽다. 舌尖에 芒刺는 과도한 사려 때문에 心火亢盛한 상태를 의미한다.

④ 蕈狀乳頭는 後側方에 비해 前方部에서 유두의 개수가 3배 이상 많다.

증례 20. 點舌

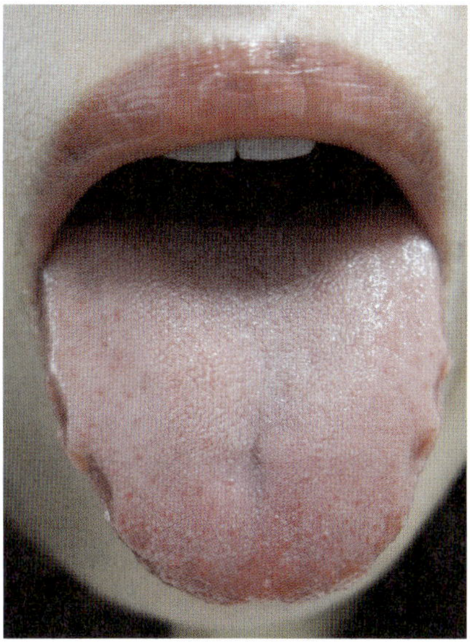

여/47

1개월 전 심한 스트레스를 받은 후 식욕부진과 소화불량이 심해져 내원하였다. 적은 활동에도 쉽게 피로하고 잦은 트림, 인후부 통증과 사지냉증을 호소하였는데, 脈은 浮弦하였다.

嬌嫩舌이며 齒痕과 함께 舌尖에 붉은 點舌이 관찰되었다. 脾陽虛로 인한 濕痰停滯, 스트레스로 인한 木不疏土한 상태로 변증하였다.

증례 21. 芒刺舌 1

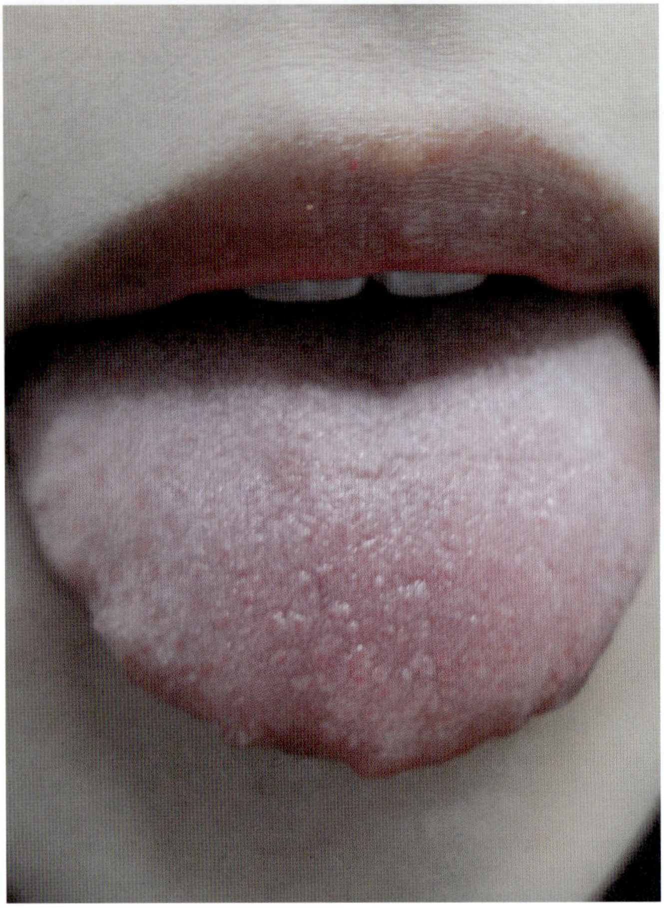

여/41

혀의 통증과 작열감을 주증으로 내원하였다. 평소 소화불량에 변비가 있다. 추위를 타고, 脈은 弱無力하였다.

혀의 前中部에 걸쳐 點刺舌이 관찰되었다. 心脾의 熱로 변증하였다.

증례 22. 芒刺舌 2

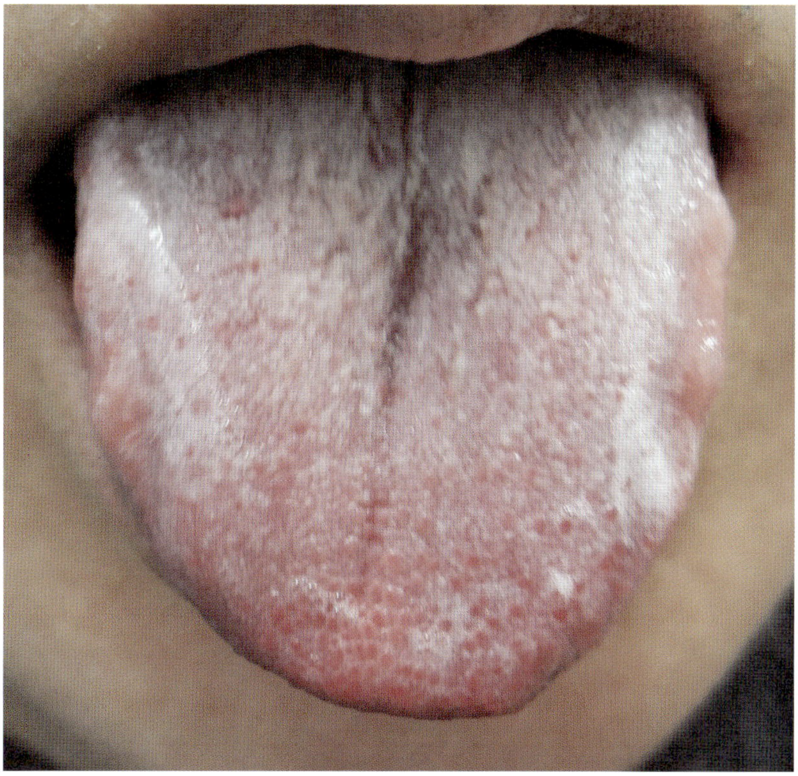

여/45

소화불량과 피로를 주증상으로 내원하였다. 성격은 급하고 매운 음식을 자주 먹으며, 폭식이 잦았다. 前頭痛, 변비, 腹脹滿, 自汗 · 盜汗, 畏寒 증상을 동반하였는데, 脈은 遲弱無力하였다.

舌尖에 點刺舌이 관찰되며, 舌苔는 白膩하였고, 타액의 점조도가 높았다. 濕熱로 변증하였다.

(8) 舌瘡

혀의 표면에 瘡傷이 생긴 것이다.

① 熱毒이 심하면 瘡面이 높게 솟아오르고 붉어져서 통증이 심해진다.

② 虛火 혹 陰虛火旺 혹 氣虛陽浮할 때는 瘡面이 솟아오르지 않고 통증이 심하지 않으나, 쉽게 낫지 않고 자주 재발한다.

증례 23. 舌瘡 1

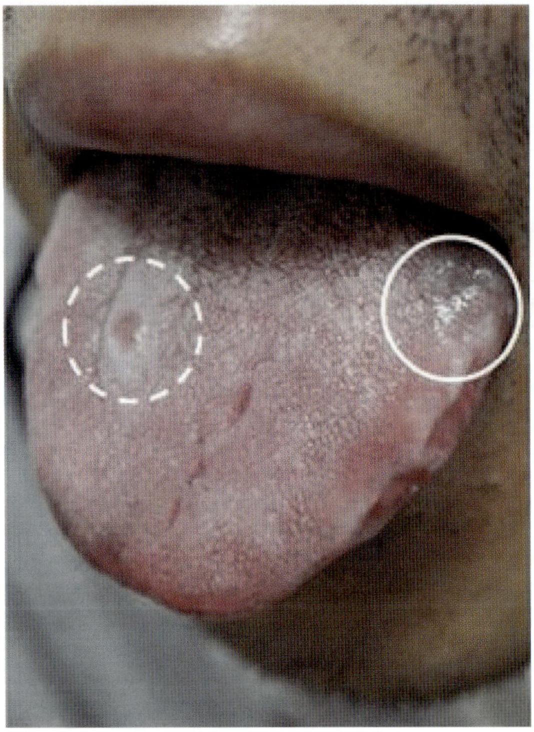

남/40

3주 전부터 시작된 미열과 콧물을 주증상으로 내원하였다. 활동성 간염

보균자로 항바이러스제를 복용 중이었으며, 평소 소주 2병 2~3회/주, 흡연 0.5갑/일하였다. 面黃黑하고 체격은 矮小하였으며 심한 피로감을 느꼈다.

〈lab test result〉

Total bilirubin 1.23g/dL, ALP 182U/L, GOT 98U/L, GPT 73U/L, ɣ-GTP 183U/L, WBC 3.3*103/μL, RBC 3.69*106/μL, Hb 3.69g/dL, Neutrophil Seg 70.1%, Lymphocyte 12.3%, Monocyte 17.6%, ESR 63mm/hr, Activated PTT 76.6sec, HCV ab(ELA) Positive(27.00), HS-CRP 3.5(mg/L)

舌淡紅하고 舌有齒痕하다. 苔白膩하고 설면에 舌瘡(점선 원)이 관찰되었다. 舌邊에는 푸른색 於斑(실선 원)이 관찰되었다. 瘀血과 濕痰을 끼고 있는 상태에서 風寒邪에 감촉된 것으로 변증하였다.

3) 舌態

혀의 운동이상을 관찰한다.

(1) 歪斜舌

중풍, 안면마비 등에서 관찰된다. 혀가 좌 또는 우측으로 치우쳐 있다.

증례 24. 右側 歪斜舌

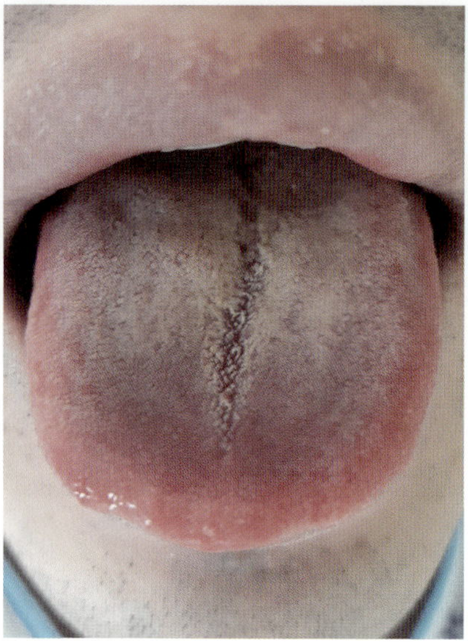

남/45

우측 편마비(조가비핵 출혈) 환자로, 외관상 안면마비는 관찰되지 않았으나, 자각적으로 우측 안면부의 감각저하를 호소하며 우측 구각으로 타액이 자주 흐른다.

舌淡紅하고 혀가 우측으로 10° 치우쳐져 있는 모습이 관찰되었다. 潤하면서 舌中 · 根에 黃膩苔가 관찰되었다. 濕痰으로 변증하였다.

[참고하기]

◎ 혀의 운동장애 · 편위

혀의 운동장애는 설하신경마비(hypoglossal nerve palsy) 외 구강하악근긴장이상증(oromandibular dystonia), 구강안면 운동이상증(oro-facial dyskinesia), 약물유발 추체외로 증후군(drug induced extra pyramidal pathway syndrome)으로 나눌 수 있다.

설하신경(hypoglossal nerve)은 12번 뇌신경으로 혀의 운동을 단독으로 담당하는 신경이다. 이 신경에 마비가 오면 혀의 편위, 위축 등이 나타날 수 있다.[2] 원인으로는 설하신경 주행경로의 종양에 의한 경우가 가장 많고 다음으로 경추탈구, 골절 등 외상에 의한 경우가 있으며, 그 외 다발경화증, 뇌졸중, 당뇨 등이 있다.[3)]

구강하악 근긴장이상증(oromandibular dystonia)은 이상운동증 국소적인 형태로 턱의 이상 위치, 저작 장애, 이상 혀 운동의 형태로 나타난다. 특발성이 대부분이나, 드물게는 바리셀라 감염(varicella infection), 안면 외상, 혹은 향정신성 약물 복용 후에도 나타날 수 있다.[4)]

구강안면 운동이상증(oro-facial dyskinesia)은 주로 노인에게서 발생하는 증상으로 입맛을 다시고, 입술을 내밀며, 혀가 측방 혹은 앞쪽으로 돌출되는 움직임이 특징적이다. 67~87세 사이에 호발하는데, 유병률은 1.5% 정도로 드물고, 여자에게 빈도가 높다. 원인은 불명하나 심인성 또는 향정신성 약물(chlopromazine 등의 phenothiazine계 약물), L-dopa, 항콜린제 등의 부작용으로 나타날 수 있다.[5)]

입을 오물거리거나 혀가 입 속에서 불수의적으로 움직이는 등의 무도무정위운동(choreoathetoid)은 추체외로 증상 중 하나이다. 도파민 수용체를 차단시키는 정형 항정신병제제인 할로페리돌과 클로르프로마진의 부작용으로 나타난다. 도파민과 세로토닌을 모두 차단시키는 비정형 항정신 약물은 정형약물에 비해 추체외로 증상을 유발하는 부작용은 덜하나, 용량을 늘릴 때마다 발생이 증가하는 경향이 있다.

---

2) 이재형, 한성준, 이엄지, 이정은, 남성욱, 하나연, 김진성. 설하 신경마비로 인한 설마비 환자 치험 1례. 대한한방내과학회지. 2016; 37(5): 870-875.

3) 김두현, 이세진. 특발성 단독설하신경마비 1례. 영남의대학술지. 2010; 27(1): 74-77.

4) 백종삼 외 2인. 말할 때만 유발되는 구강하악 근긴장이상증. 대한신경과학회지. 2003; 22(2): 164-166.

5) 이동현 외 7인. 노인성 구강-안면 이상운동증 환자 2례에 대한 증례보고. 대한침구학회지. 2005; 22(5): 183-193.

(2) 短縮舌

혀의 길이와 무관하게 혀를 입 밖으로 내밀지 못한다.

증례 25. 短縮舌

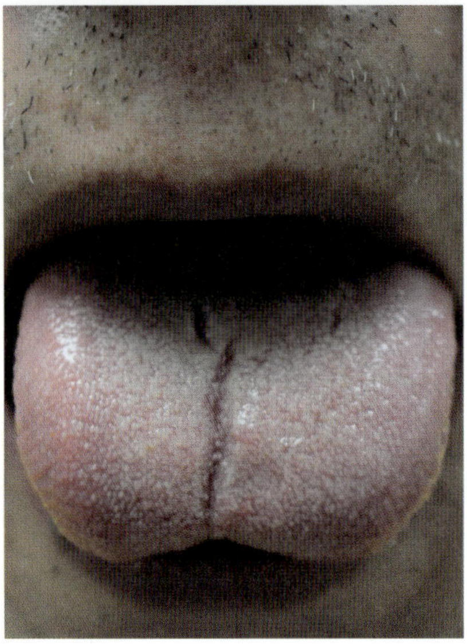

남/45

항고혈압제를 복용 중인 환자로, 두통을 주소증으로 내원하였다. 5일 전 경제적 상황으로 인한 스트레스로 발생하였으며 목이 마르고, 脈은 弦浮數하였다.

설색담홍하며 설근부를 중심으로 灰黃色의 舌苔가 관찰되었다. 血虛로 변증하였다.

(3) 吐弄舌

혀가 입 밖으로 나와 있고(吐舌), 상하좌우로 혀를 자주 움직인다(弄舌). 心·脾熱證을 의미한다. 중풍 전조증이나 소아의 발육부전일 때 나타난다.

증례 26. 吐弄舌

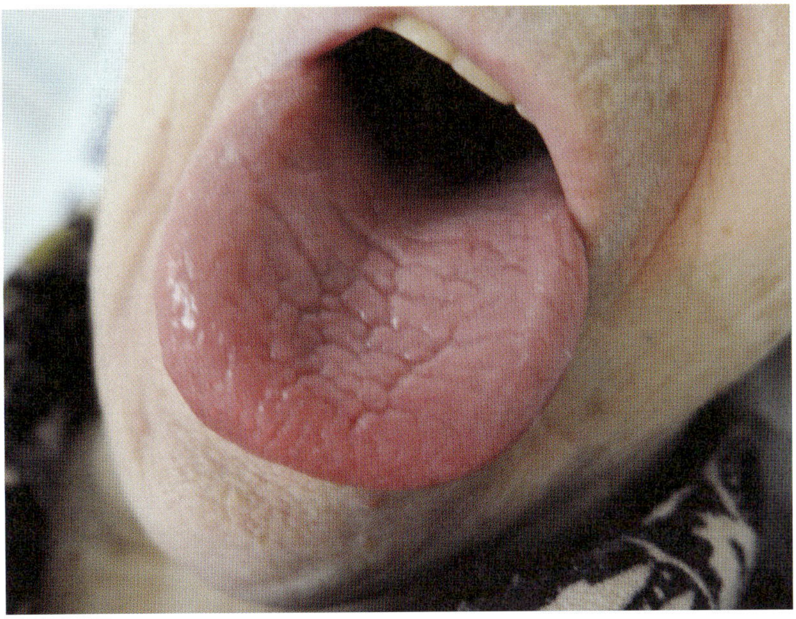

여/80

고혈압이 있는 환자로 혀와 하지의 불수의적 운동을 주증으로 내원하였다. 입 안팎으로 혀가 지속적이고 불수의적으로 움직였으며, 하지는 수면 중 심하게 떨렸다. 하지 부종과 喘證, 口乾, 上熱感을 동반하였다.

혀의 이상 움직임 뿐 아니라 설홍, 설렬, 경면설이 관찰되었다. 陰液不足으로 변증하였다.

2. 望舌苔

舌苔는 유두 위에 형성된 이물질 덩어리로, 음식물 찌꺼기, 혀 세포 탈락물, 세균, 사멸한 백혈구 등으로 구성되어 있다.

한의학에서 舌苔는 신체 생리 활동의 부산물로 보며, 그 모양을 관찰하여 질병과 신체의 건강 상태를 파악한다.

舌苔는 胃氣가 脾濕을 薰蒸하여 생긴다. 健康한 사람의 舌苔는 薄白하다.

地圖舌	鏡面舌
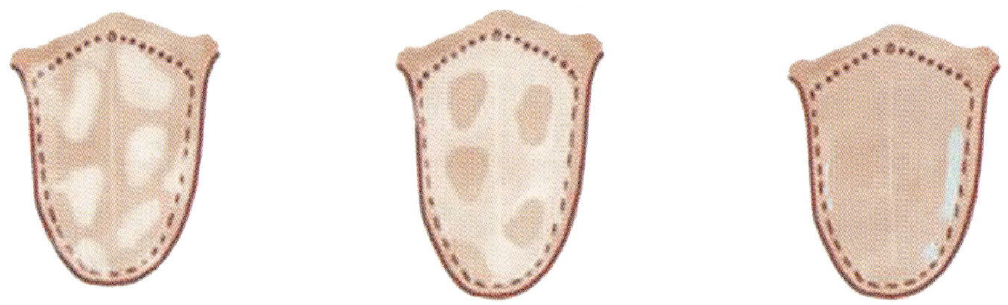	
설태의 일부만 남거나, 설태의 일부가 박락되어 지도 모양으로 관찰된다.	설태가 전부 탈락되어 거울 면처럼 혀가 반짝인다.
氣血虛, 陰虛, 면역기능 저하	胃腎의 陰液枯竭, 久病에 胃氣胃陰 부족

그림 3. 苔質·剝落에 따른 분류

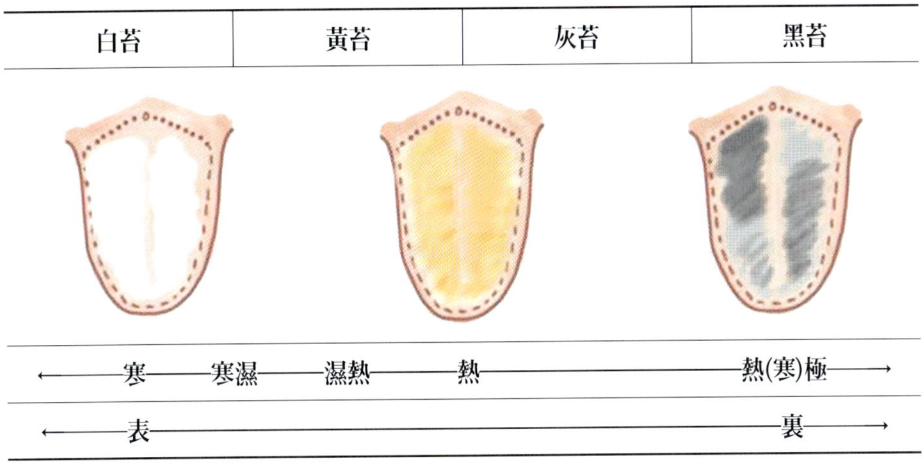

그림 4. 苔色에 따른 분류

1) 苔質

舌苔의 두꺼운 정도, 군집 형태, 탈락 여부 등의 형태적 특징을 확인한다.

(1) 厚・薄苔

舌苔의 두께를 확인한다.

舌苔의 두꺼운 정도를 확인하여 舌質이 보이지 않으면 厚苔이고, 舌質이 보이면 薄苔이다.

舌苔의 厚薄으로 사기의 深淺을 판단할 수 있다.

① 厚苔 : 邪氣亢盛한 裏證과 濕痰食積을 나타낸다.

② 薄苔 : 外感表證 혹 內傷輕病 상태를 나타낸다.

外感病에 濕潤 : 津液未傷의 表證

表寒 혹 風寒邪에 感觸된 상태를 나타낸다.

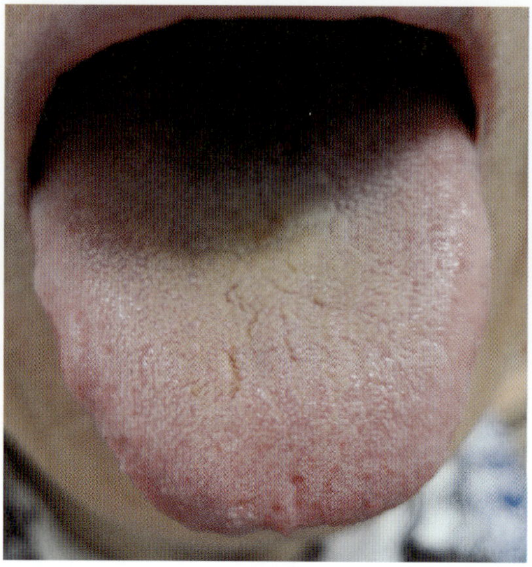

厚苔

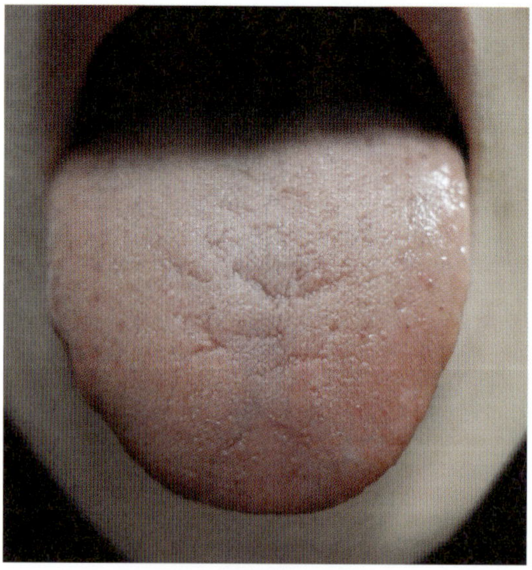

薄苔

[참고하기]

◎ 舌苔 厚·薄의 진단기준에 대한 연구

舌苔의 厚薄은 胃氣의 薰蒸기능을 살펴보는 자료로서 질병에 대한 판단 정보를 제공하는 진단 방법이지만, 厚薄에 대한 판단이 관찰자마다 다를 수 있다는 것이 한계점이다. 위의 한계점을 보완하고자, 디지털 설진기가 개발되었다.

최은지 외 4인(2007년)의 연구[6]에서는 720명의 피험자를 모집하여 혀 영상을 얻었고, 한의학 전문의에 의해 백태 확진 영상 52건을 분류하였다. 그리고 후태와 박태를 구분할 판별 함수를 구하였다. 설태의 후박에 대한 한의사 진단결과와 판별함수 결과를 비교하였을 때 92.3%라는 높은 일치율을 확인하였다. 이로써 설진의 객관화·표준화 문제를 해결할 가능성을 제시하였다.

한편 손지희 외 3인(2012년)의 연구[7]에서 혀 영상에 대한 無苔·薄苔·厚苔의 평가자 간 일치도가 평가기준 교육 후 상승하였고, 평가자와 디지털 설진기의 일치도 또한 평가기준 교육 후 상승하였다는 점을 보고하였다. 이를 바탕으로 無苔·薄苔·厚苔를 평가하는 기준의 필요성을 제안하였으나, 舌苔의 두께 판정에 대한 구체적인 기준을 제시하지는 못했다. 디지털 설진기로 舌苔의 분포 부위와 색상에 대한 정보는 알 수 있지만 그 두께까지 측정하기는 어렵기 때문이다.

이러한 한계에도 불구하고 다양한 방법론을 사용하여 디지털 설진기의 설태 진단 개발 및 활용에 대한 연구가 진행되고 있다.

Kim et al(2012년)의 연구[8]에서는 50명의 피험자 혀 영상을 대상으로 한의

---

6) 최은지 외 4인. 백태 중 후태 미 박태 분류 판별함수 설계. 한국한의학연구원논문집. 2007; 13(3): 119-124.

7) 손지희 외 3인. 설진의 표준화를 위한 제언: 설태 후박의 진단기준을 중심으로. 대한한방내과학회지. 2012; 33(1): 1-13.

8) Kim J. et al. Development of differential criteria on tongue coating thickness in tongue diagnosis. Complementary Therapies in Medicine. 2012; 20(5): 316-322.

사 60명이 판별하여 가장 많이 나온 영상을 舌苔 厚薄의 기준값으로 정했다. 이후 혀 영역 대비 설태 분포도와 舌苔 厚薄의 진단 결과로 '비례 오즈 로짓 모형(proportional odds logit model)'을 만들어 설진기의 진단 기준을 도출하였다.

이와 같이 舌苔의 두께를 측정하지 않고도 한의사들의 진단 결과를 디지털 설진기에 동일하게 적용하는 노력이 계속되고 있다.

(2) 潤・滑苔와 燥・糙苔

설면이 건조하거나 윤활한 정도를 확인한다. 濕潤한 정도에 따라 潤・滑로 구분한다. 또 설면의 건조한 정도에 따라 燥와 糙로 구분한다.

濕도 寒을 끼거나, 熱을 끼고 나타날 수 있으므로 환자의 증상과 舌質과 舌苔의 색상을 종합하여 변증한다.

① 潤苔 : 舌面이 건조하거나 습하지 않은 중간 상태로 津液이 상하지 않은 상태이다.

증례 27. 潤苔

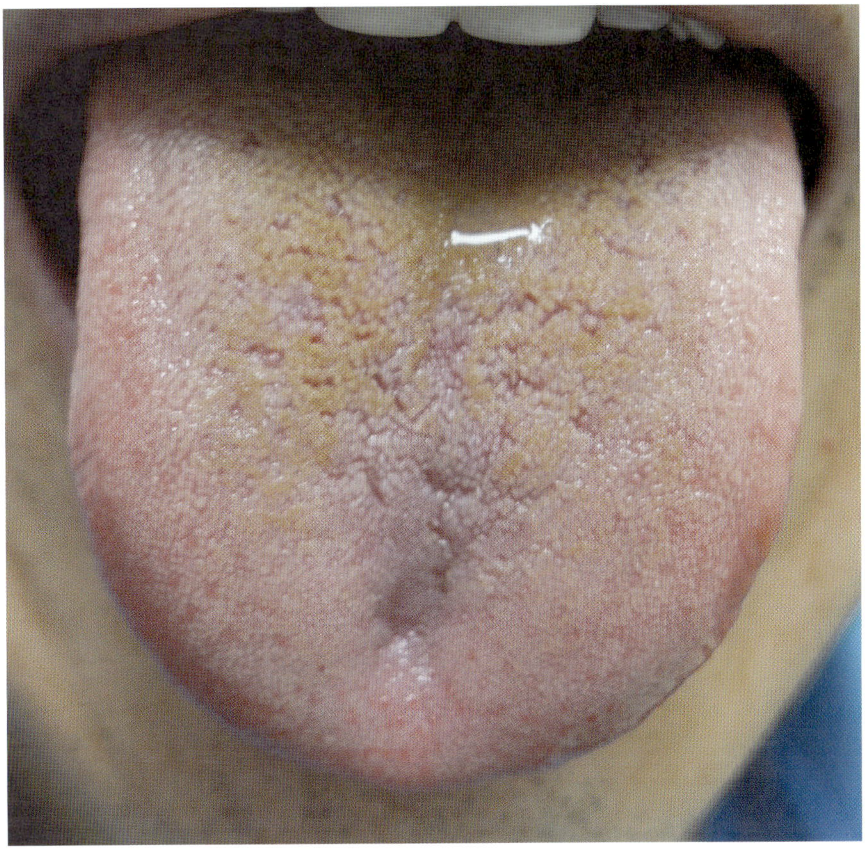

남/56

우측 상지 저림을 주증으로 내원하였다. 自汗・盜汗, 頭部 汗出을 동반하였으며, 내원 14일 전 뇌경색으로 9일간 입원치료를 받았었다.

설면 일부에 침이 고여 있고, 진한 黃苔가 관찰되었다. 熱이 있으나 오래되지 않아 진액이 상하지 않은 濕熱로 변증하였다.

② 滑苔 : 舌面의 水分이 過多하여, 침이 가득하거나 심하면 입 밖으로 침이 흐를 정도이며, 寒濕 과다 혹 三焦陽氣가 衰한 상태이다.

증례 28. 滑苔

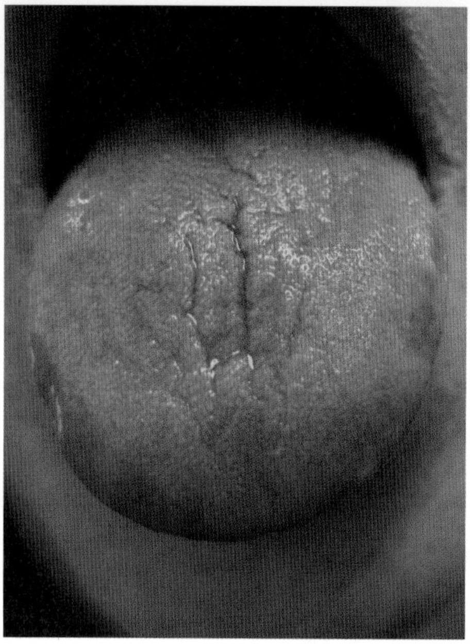

여/54

최근 스트레스 과다로 발생한 피로를 주증상으로 내원하였으며, 소화불량, 腹脹, 수면장애를 동반하였다. 무릎과 발이 시리며 요통도 호소하였다. 脈은 微弱하였다.

혀 표면 전체와 고랑 사이로 침이 많이 고여 흐를 정도였다. 혀가 腫大되어 있고 舌淡紅, 苔薄白하였다. 脾腎陽虛로 인한 寒濕으로 변증하였다.

③ 燥苔 : 혀에 침이 없어 건조한 상태이다.
體內 津液 혹 陰血이 부족할 때 나타난다.

증례 29. 燥苔

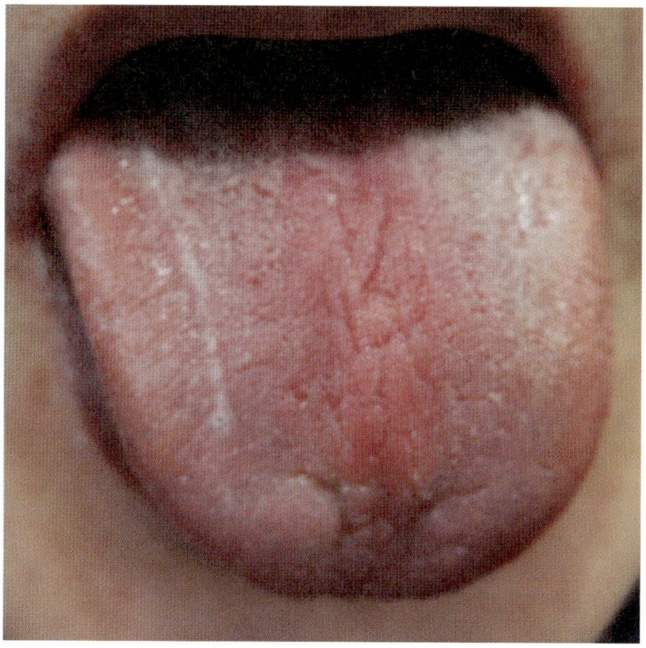

여/71

발 냉감 및 통증을 주증상으로 내원하였다. 만성 폐질환 및 소화성 궤양을 앓고 있으며 야간에 심해지는 속 쓰림을 동반하였다.

舌紅小苔, 乾燥하며, 혀 가운데에 裂紋도 관찰되었다. 水承火降 장애로 인한 진액부족으로 변증하였다.

④ 糙苔 : 舌苔가 마르고 딱딱하여 물기가 전혀 없는 상태로, 거칠고 건조하며 갈라져 있어 모래밭 같다.

증례 3. 糙苔

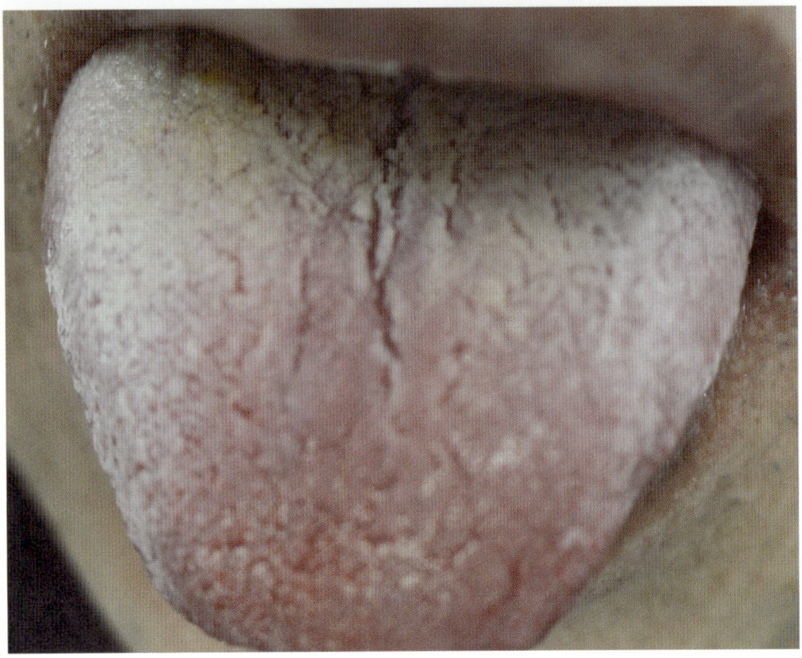

남/74

우측 반신강직으로 내원한 환자인데, 喘息을 앓고 있다. 변비, 口乾, 睡眠無呼吸症을 호소하였다.

舌中~舌根으로 덩어리지고 딱딱하며 건조한 黃苔가 관찰되었다. 舌은 심하게 붉지 않으나 건조하였다. 陰液枯渴로 변증하였다.

(3) 膩 · 腐苔

苔의 입자에 따라 膩苔 · 腐苔로 구분한다.

① 膩苔 : 입자가 가늘고 매끄러우며 치밀한 경우로 잘 벗겨지지 않는다.
濕痰, 食積을 나타낸다.

증례 31. 黃膩苔

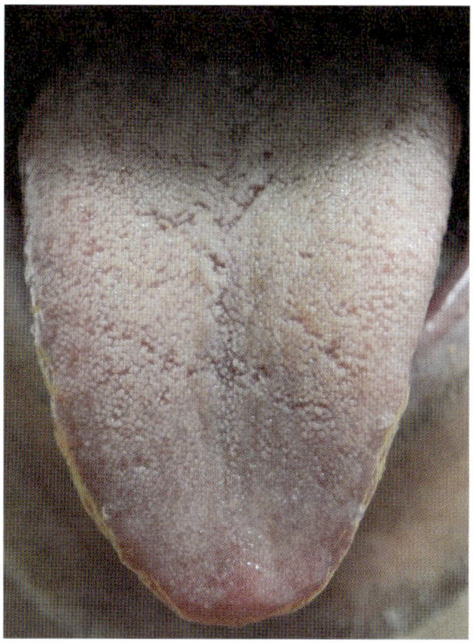

남/62

피로, 수면 장애로 내원하였다. 얼굴은 검고, 脈은 弦하였다. 성격이 아주 급하며 행동이 민첩하였다.

작은 입자의 黃白色 膩苔가 혀에 단단히 붙어 있는데, 黃膩苔가 白膩苔보다 우세하였다. 濕熱로 변증하였다.

증례 32. 白黃膩苔

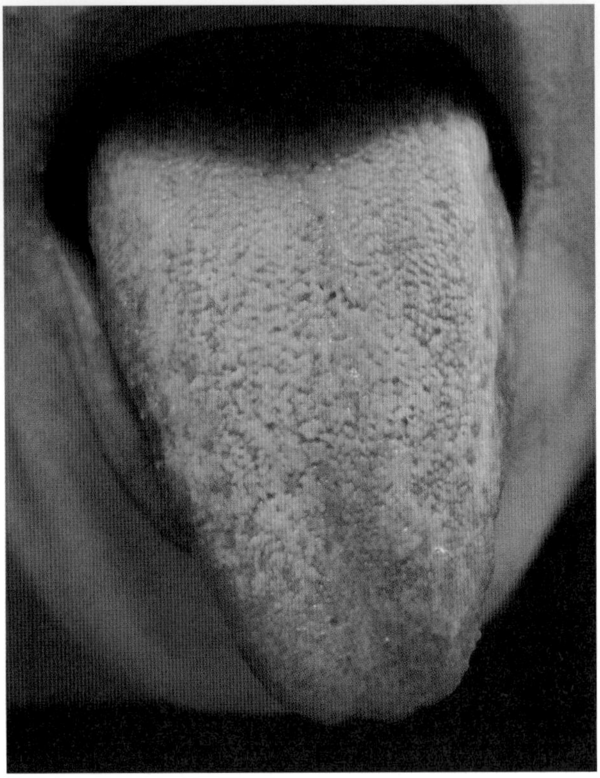

여/68

顔面에는 熱感, 下肢에는 冷感을 주증으로 내원하였다. 嘈雜, 腹脹, 변비 증상을 동반하였다. 脈은 弦하였다.

舌尖을 제외한 혀 전반에 黃白膩苔가 균일하고 단단하게 붙어 있다. 心神不交로 변증하였다.

② 腐苔 : 입자가 두부 찌꺼기처럼 성글고 거칠며 크고 두꺼우며 잘 벗겨진다.
食積, 痰飮, 內癰이 있을 때 관찰된다.

증례 33. 腐苔

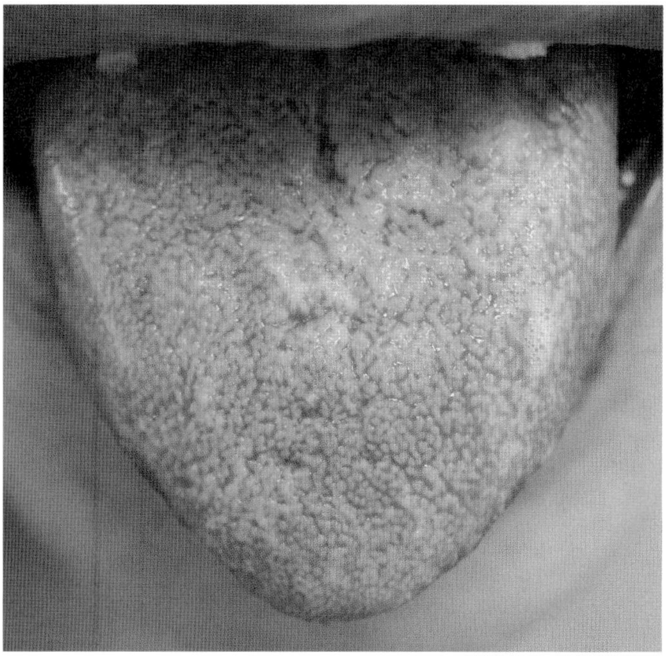

여/61

소화불량을 주증으로 내원한 환자로 고혈압(10년), 고지혈증 및 비염이 있다. 속이 쓰리고 가스가 차며 방귀 냄새가 심하였다. 따뜻한 것을 좋아하나 목에 땀이 자주 나고 안면부 상열감을 호소하였다.

舌淡紅하고 白腐苔가 혀 전체에 관찰되며, 舌中에 黃腐苔가 관찰되었다. 食積 및 濕熱調滯로 변증하였다.

(4) 剝落苔

舌苔가 탈락하여 혀의 바닥면이 보인다. 苔가 탈락한 정도에 따라 地圖舌과 鏡面舌로 구분한다.

① 地圖舌 : 舌苔의 일부분이 탈락되어 지도의 등고선처럼 울퉁불퉁하며 그 모양이 자주 바뀐다. 氣血虛 陰虛일 때 나타난다.

증례 34. 地圖舌 1

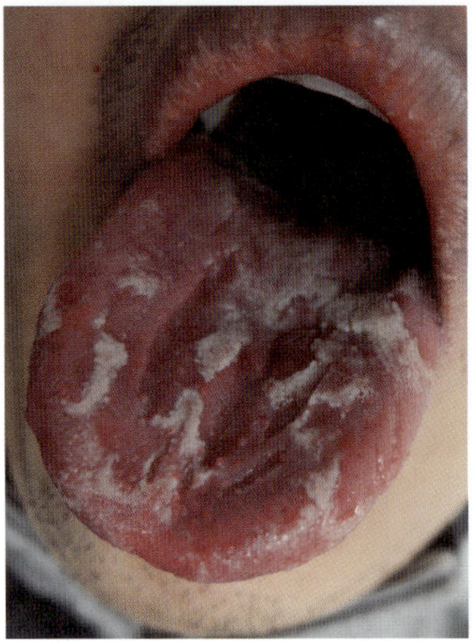

남/35

소화불량으로 내원한 환자로 腹脹, 변비, 배꼽 주위압통, 두통을 호소하였다. 난치성 간질발작으로 약물을 복용 중이었다.

舌絳, 舌裂하며, 舌苔가 대부분 사라지고 일부만 남아 있어 지도처럼 관찰되었다. 實熱로 인한 陰液損傷으로 변증하였다.

증례 35. 地圖舌 2

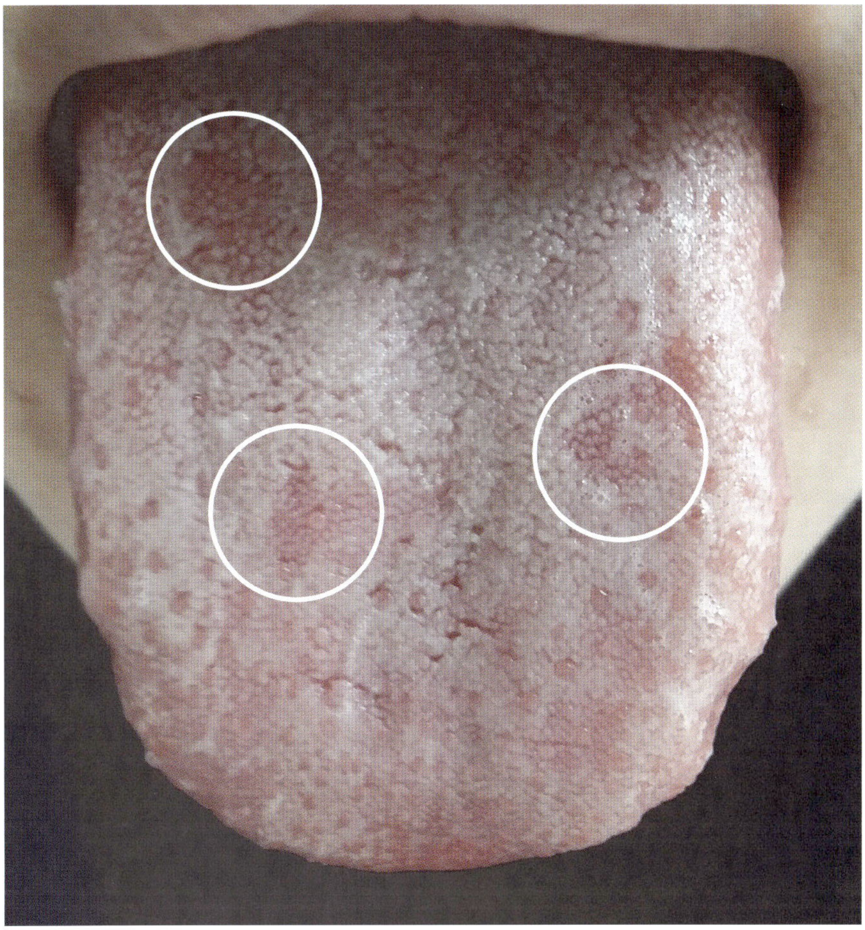

여/23

여드름을 주증으로 내원한 환자로 腹脹, 피로, 피부건조를 호소하였다.

舌淡紅 白膩苔한데 혀 전체에 舌苔가 조금씩 탈락된 부위(흰색 원)가 관찰되었다. 또한 點舌도 관찰되었다. 虛證으로 변증하였다.

증례 36. 地圖舌 3

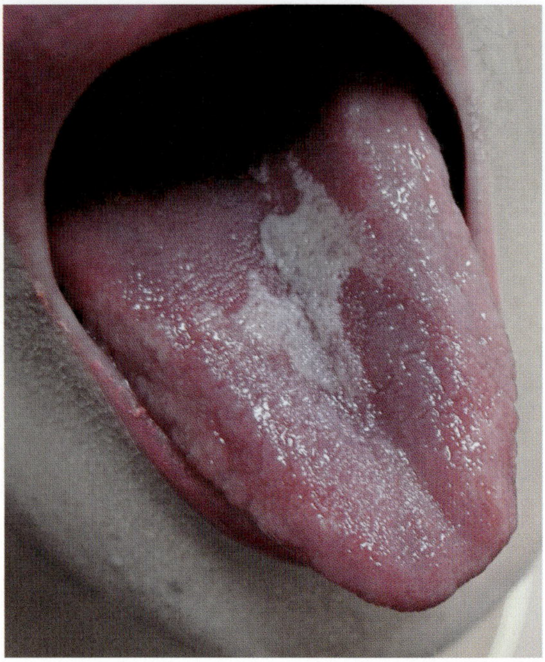

여/68

20일 전부터 시작된 기침과 가래가 주증이며, 이로 인한 심한 기력저하로 내원하였다. 당뇨, 고혈압, 만성기관지염을 앓고 있으며 자주 추워하나 찬물을 선호하며, 작은 활동에도 쉽게 숨이 찬다고 하였다. 식사량은 적었다.

舌紅한데 舌苔가 대부분 탈락되어 舌中에 소량 남아 있었다. 鏡面舌이 되기 직전의 상태이다. 裏熱과 久病으로 인한 陰液 소실이 진행되는 상태로 변증하였다.

증례 37. 地圖舌 4

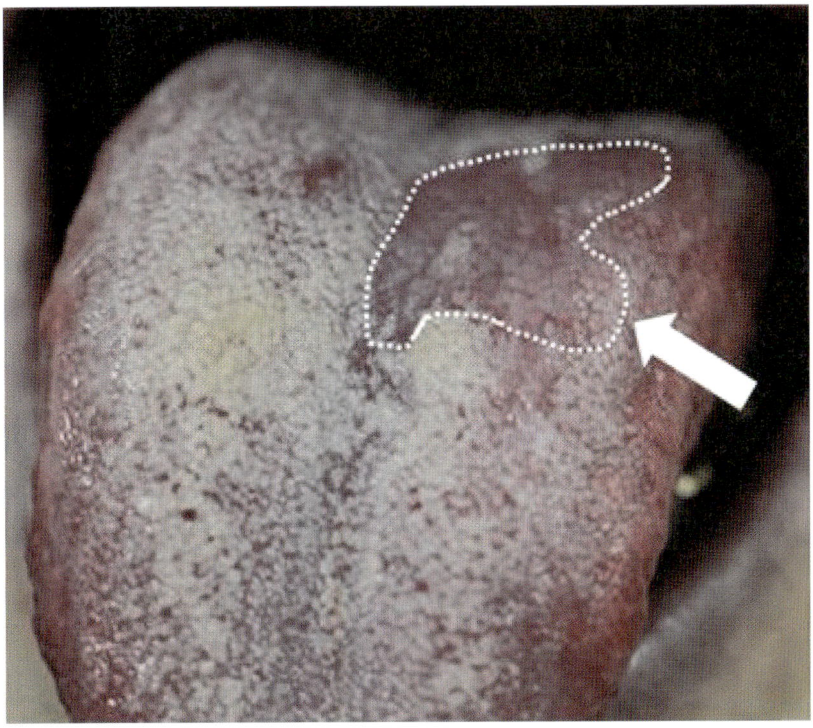

남/59

소화불량으로 내원한 환자로 입이 달고 변은 묽고 가늘다고 하였다. 脈은 滑하였다.

혀 전반에 황색의 腐苔가 관찰되는데, 舌苔의 일부가 剝落된 것(흰색 화살표)이 관찰되다. 설태의 변화(厚苔에서 薄苔—호전, 또는 薄苔에서 厚苔로 변화—악화)를 관찰하여 예후를 판단할 수 있는 상태이다. 脾胃에 痰濁이 조체된 것으로 변증하였다.

② 鏡面舌 : 혀의 표면 전체에 舌苔가 탈락하여 거울처럼 반질거리는 상태이다. 久病으로 胃陰이 부족한 상태 혹은 胃腎의 陰液枯竭로 나타난다.

증례 38. 鏡面舌 1

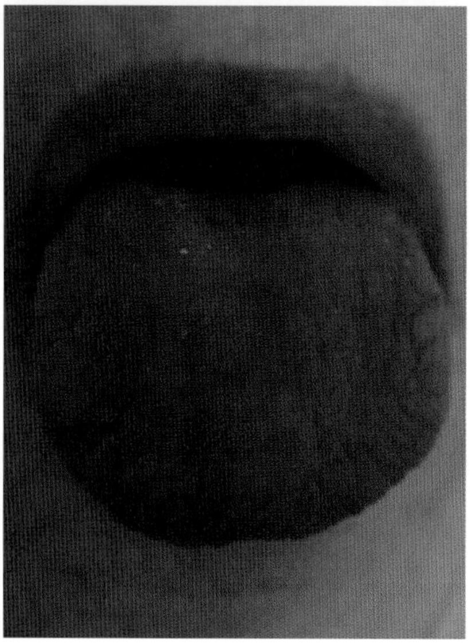

여/83

感冒로 인한 咽喉腫痛을 주증으로 내원하였다. 後鼻漏가 있으며 신체는 쇠약한데 자극적인 음식을 먹으면 설통을 호소하였다. 입은 마르고, 도한과 상열감을 동반하였다.

舌絳하며 舌苔가 전혀 관찰되지 않았다. 윤기가 없이 건조한 상태가 심하고 작은 주름들이 관찰되었다. 胃腎陰 부족으로 인한 虛熱로 변증하였다.

증례 39. 鏡面舌 2

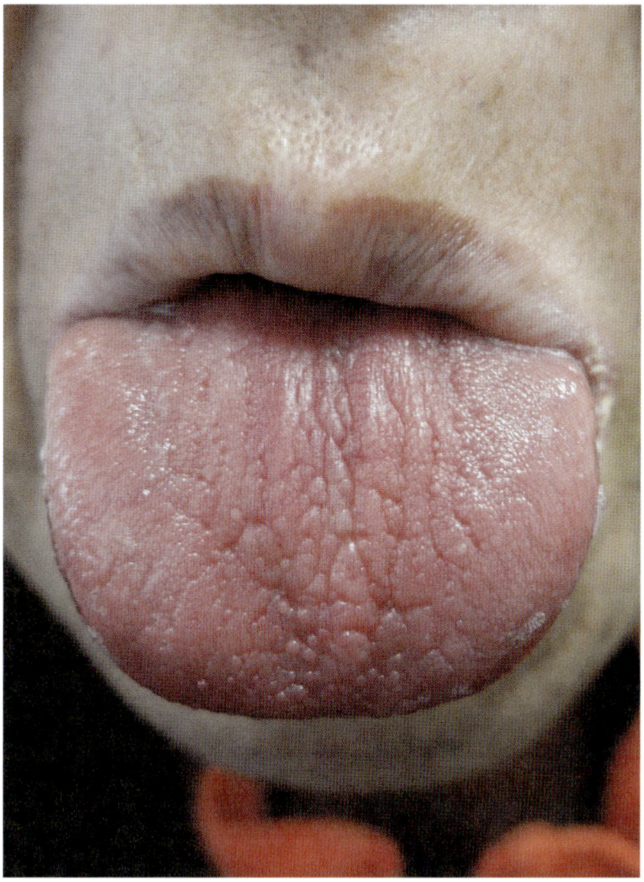

여/69

不眠을 주증으로 내원한 환자로, 항고혈압제를 복용 중이었다. 口角炎, 口乾, 口臭, 口腔 灼熱感을 호소하였다.

舌紅 嬌嫩 無苔하였다. 血虛 혹 陰液不足으로 변증하였다.

2) 苔色

(1) 白苔

① 薄白苔

정상 혀에서 관찰되는 설상이다.

Ⓐ 병적인 상황으로는 表證, 寒證, 濕證 혹 外感表證 초기, 가벼운 內傷虛證을 나타낸다.

Ⓑ 乾 또는 潤에 따라 風熱 혹 風寒으로 변증할 수 있다.

Ⓒ 薄白苔에 滑하면 寒濕으로 변증할 수 있다.

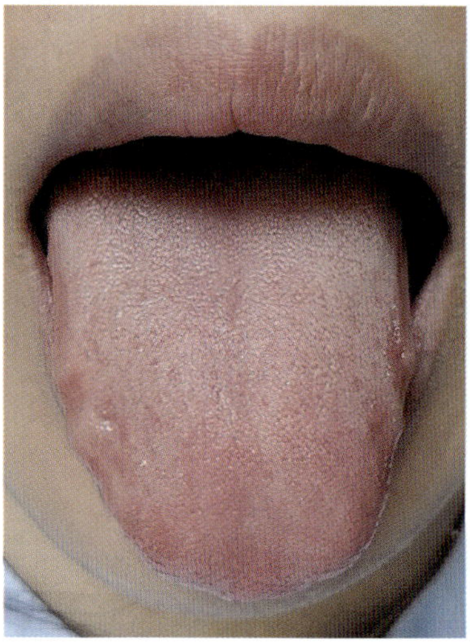

② 厚白苔

두꺼운 흰색의 苔이다.

Ⓐ 厚白苔에 滑 혹 膩를 겸하면 濕痰이나 食積內阻를 나타낸다.

Ⓑ 苔가 건조하면 濁氣가 위로 올라와 津液을 傷한 것이다.

Ⓒ 흰 가루가 두텁게 쌓인 것처럼 보이면 積粉으로 外感溫熱 熱盛에서 나타난다.

증례 40. <厚白苔 / 乾>

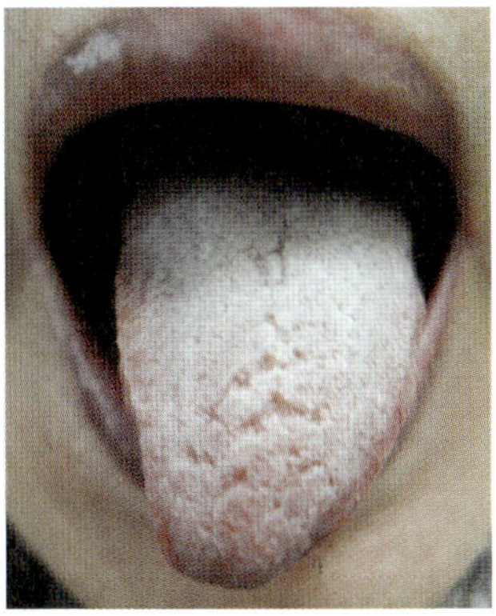

여/77

하지 소력감 및 냉감을 주증으로 내원하였다. 복부 팽만감, 수양성 설사를 동반하였으며, 음식 맛을 느끼지 못하였다.

설질이 보이지 않을 정도로 두꺼운 백태가 裂文과 함께 관찰되었다. 寒濕停滯로 변증하였다.

③ **滑苔**

舌苔에 수분이 많이 보인다.

寒濕을 나타내며, 추가 증상에 따라 裏虛寒證, 脾腎陽虛 등으로 변증할 수 있다.

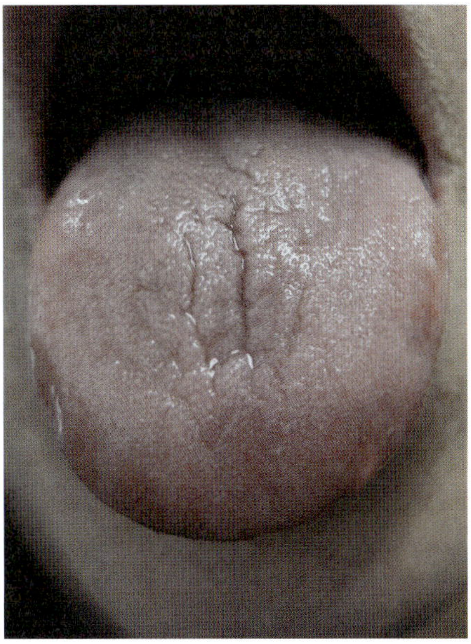

④ **膩乾苔**

긁어서 제거되지 않는 건조한 舌苔이다.

단순한 濕邪가 아니라 濕濁痰飮으로 인한 것이다.

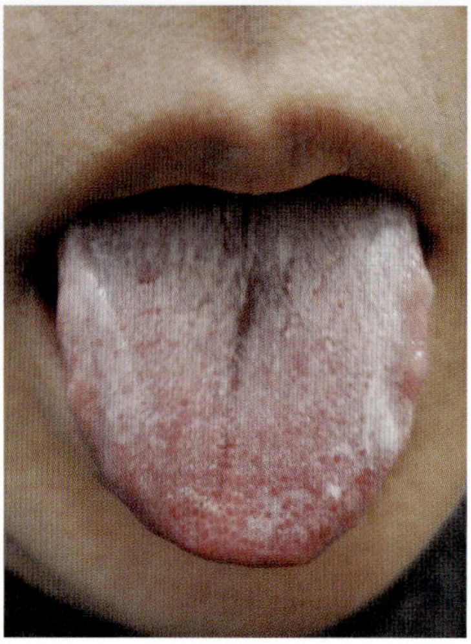

⑤ **糙裂苔**

건조하다 못해 모래처럼 거칠고 윤기가 없다. 설질이 붉은 경우가 많다.

邪熱이 盛하여 빠르게 入裏한 상태를 의미한다.

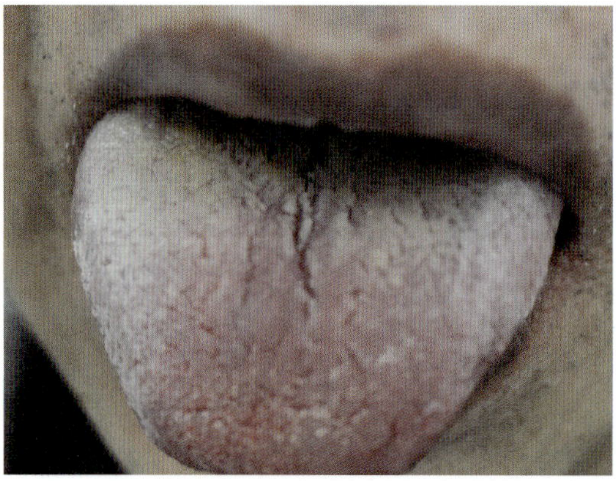

(2) 黃苔

황색의 苔이다. 색이 짙은 정도에 따라 병의 輕重을 알 수 있는데, 색이 짙을수록 병이 重함을 의미한다. 기본적으로 熱證 또는 裏證으로 변증하고 추가적으로 潤操한 정도에 따라 진액의 손상 정도를 확인할 수 있다.

① 黃厚(燥)苔

Ⓐ 薄黃苔에 비해 熱邪가 진액을 더욱 상하여 병이 重하고 진액이 말라 苔가 마르고 두꺼워진다.

증례 41. 黃厚(燥)苔

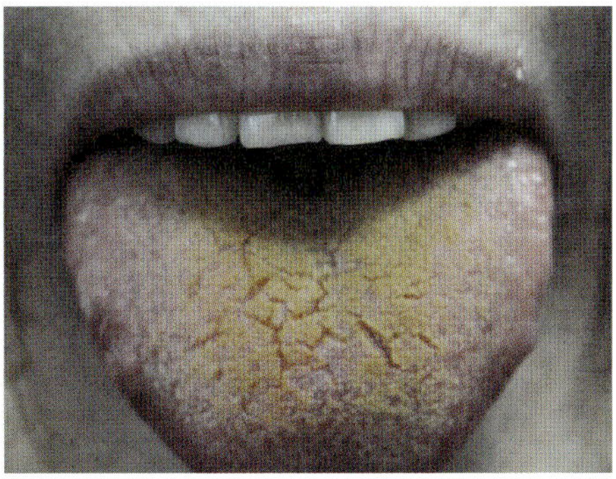

여/88

파킨슨 증후군으로 약물 치료 중인 환자로 구토와 설사를 주증으로 내원하였다. 손발은 매우 차고 식사량이 적은 상태였다.

舌淡紅하며 혀 중앙에 두껍고 건조한 진한 색깔의 黃苔가 관찰되었다. 또한 물기 없이 혀가 말라 裂紋이 관찰되었다. 重한 병증이 오래되어 津液이 損傷된 상태로 변증하였다.

② 炒黃苔

증례 42. 炒黃苔

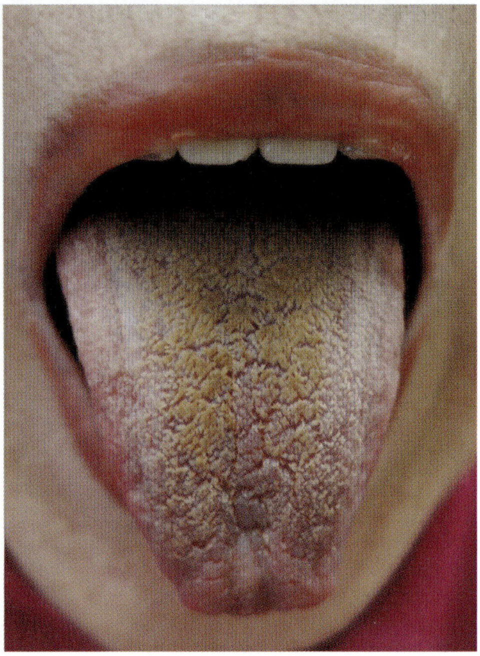

여/80

전신무력감을 주증으로 내원한 환자로, 음식 생각이 없으며 변비와 복부 팽만감, 嘈雜을 동반하였다.

설홍하며 설렬, 건조하고, 혀 중심의 黃苔는 색이 짙고 두껍게 형성되어 있다. 熱邪로 인한 津液損傷으로 변증하였다.

③ **黃膩苔**

黃膩가 혀 표면에 단단하게 붙어 있는 상태이다.

증례 43. 黃膩苔 **남/47**

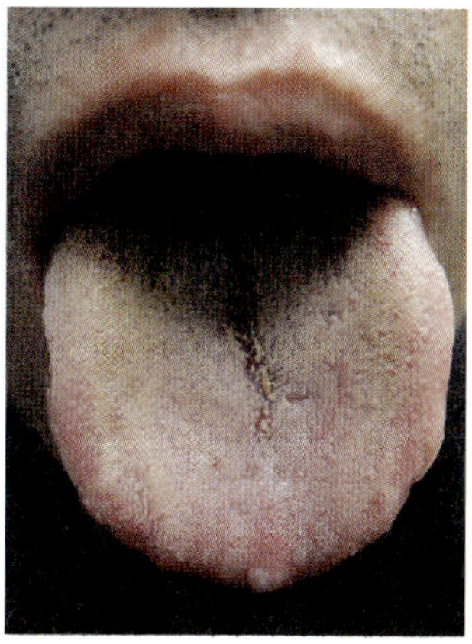

45일 전 발생한 좌측 안면마비와 피로를 주증으로 내원하였다. 평소 스트레스가 많고 음주와 흡연이 잦았다. 上熱感과 胸滿感을 동반하며 喜冷飮, 小便不利, 淺眠하였다. 脈은 弦細하였다.

舌邊을 중심으로 黃膩苔가 관찰되었다. 肝膽의 濕熱로 변증하였다.

④ **淡黃滑苔**

黃色이 짙지 않으며 舌苔에 수분이 많은 상태를 나타낸다. 熱證에서도 低熱이 오래될 때 나타날 수 있다. 일반적으로 黃苔는 熱證으로 변증하지만, 苔가 滑할 때는 陽氣 부족 상태 혹은 寒濕으로 변증할 수도 있는데, 환자의 증상을 종합하여 고려하는 것이 좋다.

증례 44. 淡黃滑苔 **남/35**

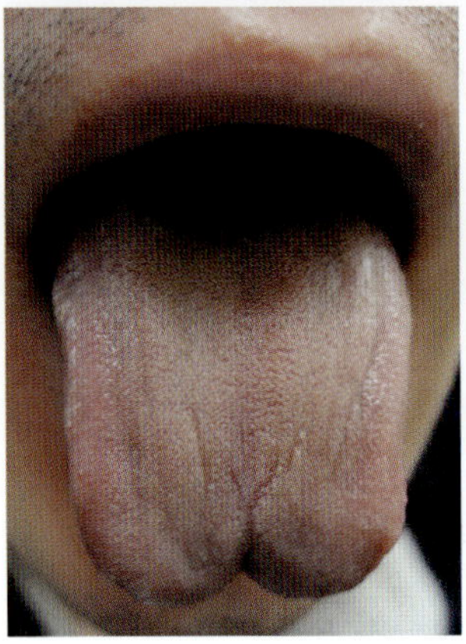

淺眠을 주증으로 내원하였다. 주 1~2회 발생하는 안구 주위 두통이 있었으며, 평소 스트레스가 많았다. 성격은 급하고 怔忡과 피로 증상을 동반하였다.

舌淡紅하며 苔色은 옅은 黃色이다. 혀가 건조하지 않아 津液이 亡失되지 않은 가벼운 熱證으로 변증하였다.

(3) 灰・黑苔

둘 다 거무스름한 苔이다. 옅은 정도에 따라 구분하는데, 잿빛을 띠면 灰苔이고, 보다 어두우면 黑苔이다.

혀의 진액 여부를 살펴 陰寒內盛・裏熱熾盛의 정반대되는 병증을 구분한다. 陰寒內盛은 진액이 보존되어 윤기가 있고, 裏熱熾盛은 津液亡失되어 건조한 모습이 관찰된다.

① 潤滑黃灰苔

苔色이 灰黑하며, 혀 표면에 수분이 많고 심하면 침이 흐를 정도이다. 濕邪가 脾陽을 상하여(土虛, 陽虛寒盛) 도리어 水侮土의 상태를 의미한다.

증례 45. 潤滑 黃灰苔

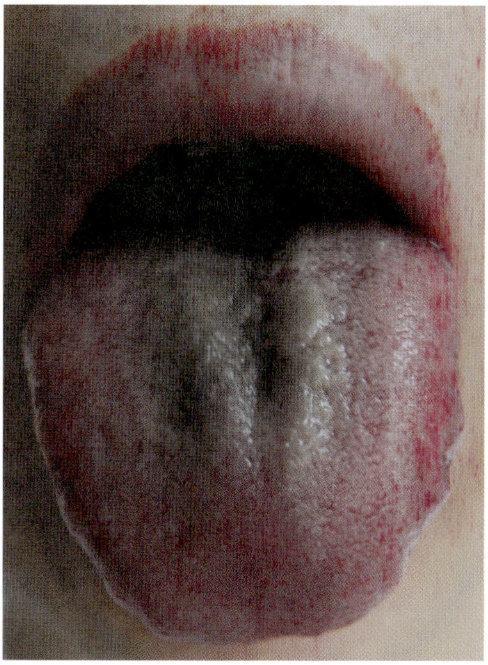

여/71

소화불량과 손발 저림을 주증으로 내원한 환자이다.

舌紅하고 腫大, 潤, 嬌嫩하다. 혀 가운데에 黃灰色의 苔가 두껍게 관찰되며 수분이 많아 윤기가 났다. 脾陽虛로 인한 寒濕으로 변증하였다.

② **焦黑乾燥苔**

그을음과 같이 검은 舌苔이고 津傷되어 혀와 舌苔가 건조하다.

熱極한 상태로 변증하였다.

증례 46. 黑苔

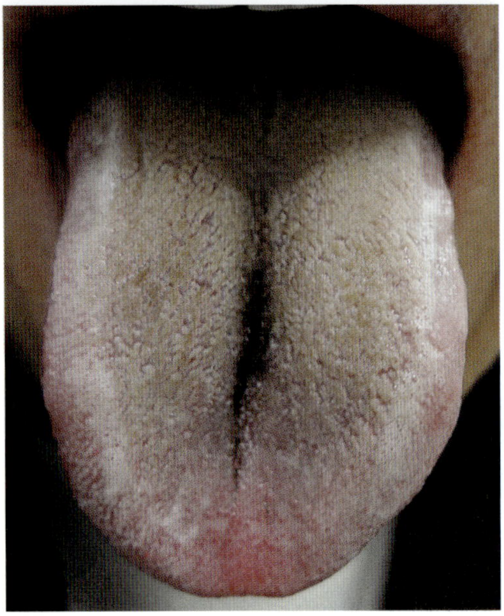

남/46

15일 전부터 시작된 콧물, 기침, 오한 등의 증상으로 내원하였다. 안면부 上熱感과 입마름, 淺眠을 호소하였다.

혀 중앙에 黑苔가 관찰되고, 舌邊으로 갈수록 점차 黃苔에서 白苔로 색이 변하는 모습이 관찰되었다. 裏熱熾盛으로 변증하였는데, 津液은 亡失되지 않은 상태이다.

제3절 임상 舌診

舌診은 舌質과 舌苔의 개별적인 관찰만이 아니라, 설질과 설태를 종합적으로 고려할 때 보다 정확한 변증이 가능하다. 또한 임상에서 한 시점의 설진을 통한 변증만이 아니라, 시간의 흐름과 치료 경과에 따른 환자의 설질과 설태의 변화를 관찰하여 환자의 질병 상태를 확인할 수 있다. 하지만 설진만 가지고는 가장 신뢰할 수 있는 진단 방법이 못 된다. 'Rule out' 과정을 거쳐 질환을 최종 확정하는 임상 진료에서, 설진은 한의학만의 독특한 생리 · 병리적 개념을 활용하는 진단 도구로서 한의사에게 큰 의미가 있다. 따라서 임상에서 설진은 '黃苔—熱證', '白苔—寒證'과 같은 1 : 1 대구가 아니라, 예를 들어 '黃苔'에는 寒證을 배제할 수 있다는 것에 의미를 두듯이 활용한다.

1) 察舌辨八綱

설진을 통해 한의학의 대표적 진단법인 팔강(寒熱, 虛實, 表裏, 陰陽)을 알 수 있다. 하지만 모든 질환에 팔강변증을 적용할 수 없듯이, 설진 역시 팔강변증 활용에 제한점이 있다.

(1) 察舌辨表裏

설진에서 表裏의 관찰은 舌苔를 위주로 한다.

舌苔가 나타내는 색깔과 두께를 통해 질병의 表裏상태를 알 수 있는데, 그 변화를 관찰하여 병의 진행 상태도 알 수 있다.

기본적으로 白苔와 薄苔는 主表하고, 黃苔와 厚苔는 主裏한다.

예를 들어 舌苔가 白 → 黃, 薄 → 厚로 변하면 질병이 表 →裏로 진행되고 있음을 알 수 있다. 또한 舌苔白하더라도 厚苔하다면 表證이 아니다. 그리고 白

苔가 점차 건조해지고 두꺼워진다면 병이 入裏하여 심해진 것이다. 반대로 厚白苔가 성글며 얇아지면 병이 나으려는 징조이다.

(2) 察舌辨寒熱

병의 寒熱은 舌質과 舌苔의 색상을 종합하여 알 수 있다.

舌色이 淡白하면 일반적으로 陽虛 혹 寒을 나타낸다. 舌淡白한데 설태가 晦黑하고 물기가 많다면 濕痰을 낀 것으로 볼 수 있다. 하지만 熱證의 黃膩苔가 관찰된다면 환자 증상을 통해 寒熱을 구분해야 한다.

일반적으로 舌淡紅은 정상 설색에 가까우므로, 苔色을 위주로 관찰한다. 黃色이면 熱證, 白色이면 寒證을 나타낸다. 또한 舌苔의 건조도를 파악하여 乾燥하다면 熱, 滑하다면 寒으로 寒熱을 살필 수도 있다.

舌紅한 것은 熱證을 나타낸다. 白苔가 있다면 熱證 초기이거나 열이 아직 심하지 않은 것으로 볼 수 있고, 黃苔가 있다면 熱盛으로, 灰黑하다면 實熱證, 瘟疫邪氣로 볼 수 있다.

舌降은 舌紅보다 열이 더욱 치성한 상태로서, 대개 舌苔는 黃~黑이거나 津液이 모두 말라 無苔인 경우가 많다.

舌色이 靑紫하다면 舌降에서 병이 진행된 것으로 볼 수도 있지만, 이럴 때는 舌苔가 黃燥한 경우가 많고, 반대로 舌苔가 白潤하다면 寒厥로 변증할 수 있다.

寒熱을 변증할 때는 색상이 중요하지만, 그 외에도 齒痕의 여부, 습윤의 정도, 舌苔의 다소 등을 참고하여 표 2와 같이 한열 변증에 참고할 수 있다.

표 2. 혀의 색상 외 한열변증

舌象	寒熱辨證
胖嫩, 齒痕	虛寒證 陽虛하여 水濕을 데우지 못함
舌苔, 厚膩, 粘滑	實寒證 痰濕, 食積이 中焦에 停滯
舌紅絳 + 苔少	熱로 인해 陰液虧耗

(3) 察舌辨虛實

虛實의 변증은 상대적으로 정기가 부족하지만 병이 깊지 않은 虛證과 병이 깊거나 급성으로 사기가 정기를 이기고 있는 상태인 實證으로 구분할 수 있다.

일반적으로 虛證에는 舌色淡하고 實證에서는 舌色紅・絳色이 관찰된다. 그리고 舌體胖大하며 舌邊齒痕하다면 證으로 변증하며, 點刺舌에 苔滑한 것은 虛實에 모두 나타날 수 있으나, 이때 舌苔가 厚하다면 實證으로 변증할 수 있다. 舌苔의 두께는 팔강변증 중 表裏에 해당되는 부분으로 이와 같이 팔강변증에서 설진활용 시 중복되는 부분이 발생한다.

(4) 察舌辨陰陽

설진에서 陰陽을 변증할 때는 舌質의 습윤도가 중요하다. 陰은 陰液, 陽은 陽氣를 나타내므로 舌質의 습윤도를 통해 음양의 성쇠를 알 수 있다.

일반적으로 陰虛하면 舌質이 건조한 경우가 많다. 陰液이 부족한 것 또는 虛熱이 津液을 말린 것으로 변증할 수 있다. 따라서 고령 환자에서 많이 보이는 설상이며, 蒼老舌을 겸한 사례도 많다.

陽虛하면 반대로 혀가 潤한데, 정상적인 혀에서 관찰되는 습윤도보다 혀가 조금 더 반짝거리고 嬌嫩舌을 겸한 경우가 많다.

2) 察舌辨正氣盛衰

(1) 正氣盛衰의 판단

舌體 및 舌苔를 관찰하여 正氣의 盛衰를 판단한다(표 3).

표 3. 설상과 설태에 따른 정기성쇠

舌象	舌苔	正氣의 盛衰
舌質淡白少華	•	氣血 부족
舌體瘦薄 紅絳	少苔	陰液 부족
舌質淡白胖嫩滑潤	•	陽氣 受損
色深赤	•	邪氣 實
色淡白	•	正氣 虛
표면이 거칠다	•	實證
色黑 / 乾 / 芒刺	•	
浮胖嬌嫩	•	虛證
그을음색 + 光滑	•	
乾焦 / 裂紋 / 芒刺	苔黃 / 黑色	實熱證
紅絳 + 瘦	無苔	陰虛證
舌白色	無苔 + 滑	虛寒證
	白色 * 垢膩[9]	

9) 垢膩 : 과립상으로 치밀함.

(2) 病邪의 성질 판단

① 舌苔를 주로 보고 病邪의 성질을 판단한다.

② 黃苔는 대다수 熱을 의미하고, 白滑苔한 것은 주로 寒을 의미한다.

③ 舌紅絳하고 苔黃이 가루 같이 쌓여 있다면 瘟疫邪氣 또는 熱盛을 의미한다.

④ 舌青紫 혹은 有瘀斑瘀點하다면 瘀血으로 진단한다.

(3) 病勢의 판단

舌色 및 舌苔의 변화를 통해 病勢의 변화를 판단할 수 있다(표 4).

舌色이 紅赤 → 全舌紅赤 → 舌色紅絳 → 紫絳으로 변하면 病進함을 의미한다.

舌苔가 白苔 → 淺黃薄苔 → 深黃厚苔 → 焦黃苔 → 灰黑苔로 변하면 病進함을 의미한다.

표 4. 설색과 설태의 변화에 따른 병세

<table>
<tr><th colspan="2">舌色 및 舌苔의 변화</th><th>病勢의 변화</th></tr>
<tr><td rowspan="3">外感病</td><td>苔色 : 白 → 黃 → 灰 → 黑</td><td rowspan="3">病進
表 → 裏, 淺 → 深, 輕 → 重으로 진행
나쁜 예후</td></tr>
<tr><td>舌津 : 潤 → 乾 → 糙</td></tr>
<tr><td>苔質 : 薄 → 厚</td></tr>
<tr><td colspan="2">苔色 : 深 → 淺</td><td rowspan="2">病退, 漸退, 津液이 새로 생성
裏 → 表, 深 → 淺, 重 → 輕으로 진행
좋은 예후</td></tr>
<tr><td colspan="2">苔質 : 厚 → 薄, 乾 → 潤</td></tr>
</table>

환자 예시 1

여/85 쇠약을 주증으로 내원하였다. 알츠하이머와 고혈압으로 약물 치료 중이었으며 손과 발이 차고 변비가 있었다. 하루 종일 식사량이 2숟가락 정도로 매우 적었다.

3월 20일	3월 23일	3월 30일
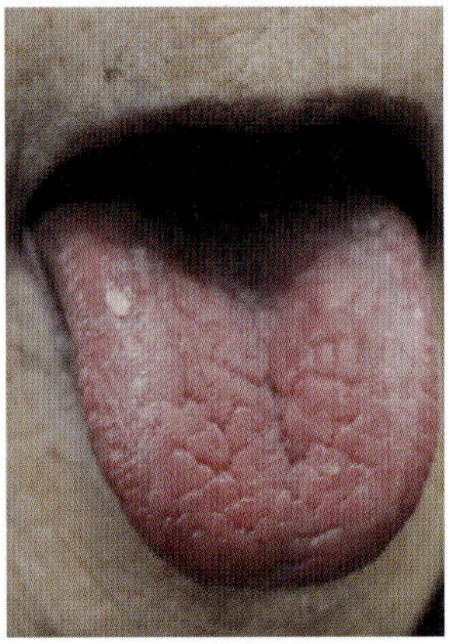	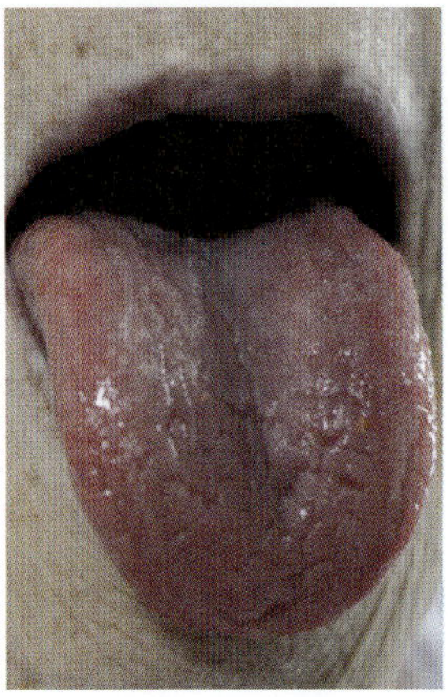	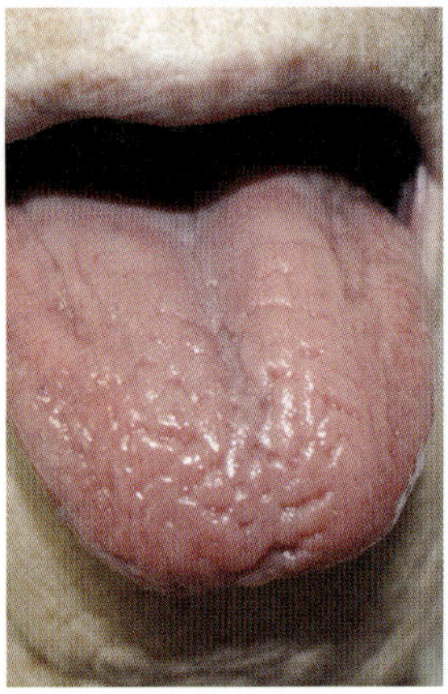
舌紅色	舌紅色, 舌潤	舌淡紅, 舌潤
鏡面	鏡面	鏡面

苔가 거의 없는 舌紅, 老蒼한 경면설이 관찰되었다.

치료에 따라 설색이 淡紅해지고 보다 潤해졌으나, 경면설은 유지되었다. 시간이 지남에 따라 舌色의 변화가 눈에 띄게 淡해지고 윤기가 관찰되었다. 노화로 인한 氣血虛, 陰液不足으로 변증하였다.

대개 고령 환자로서 虛症이 오래되었다면 단기간의 치료로 鏡面舌이 정상 회복되기는 어렵다.

환자 예시 2

남/73 간질성 폐질환이 있는 환자로 호흡곤란을 주증으로 내원하였으며, 내원 당시 기대 여명은 3개월이었다. 嗜眠, 嗜臥, 식욕부진 등의 증상을 동반하였다.

1월 2일

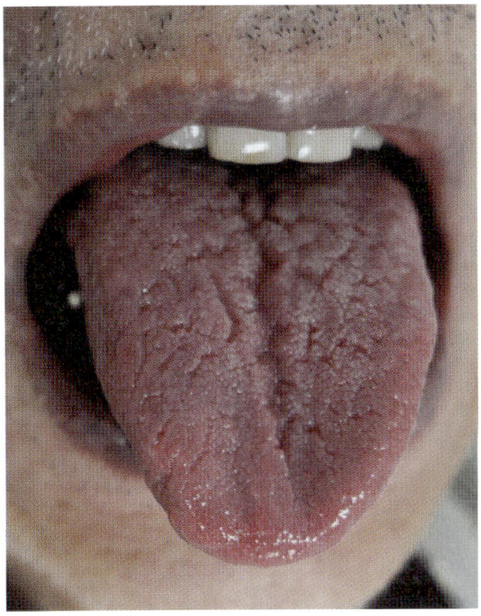

혀는 紅色, 無苔하며 蒼老, 裂紋舌이 관찰되었다.

8월 21일

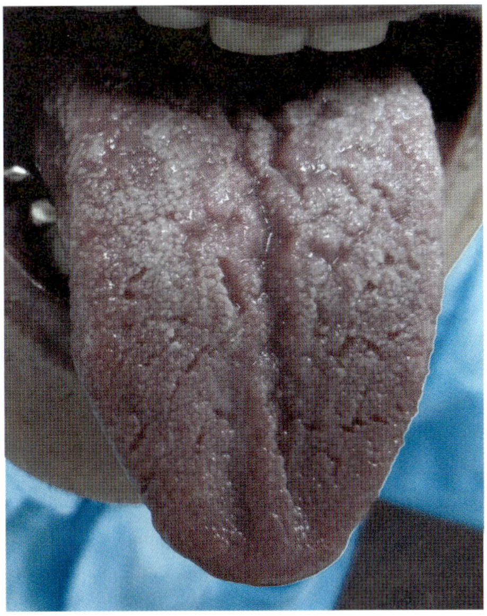

기대 여명을 넘긴 시점의 사진에서 蒼老, 裂紋舌은 동일하나 暗紅, 舌乾하며 태가 전보다 생겨서 苔微黃이 관찰되었다.

9월 23일

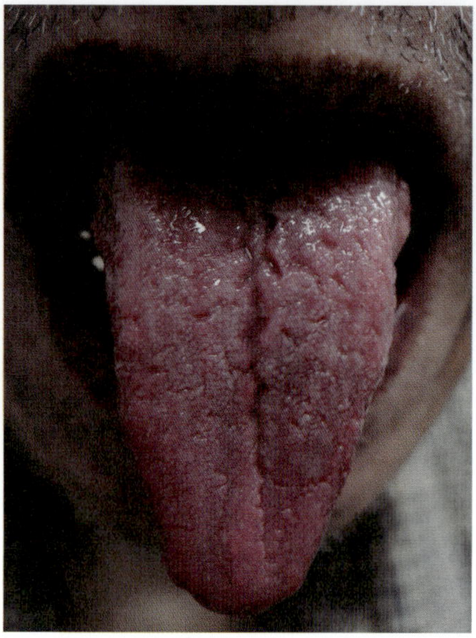

8월보다 舌色이 淡紅하며 蒼老, 裂紋舌이 감소하였다. 또한 舌潤하며 薄白苔가 관찰되어, 진료 기간 중 가장 좋은 몸 상태를 나타내었다.

11월 2일

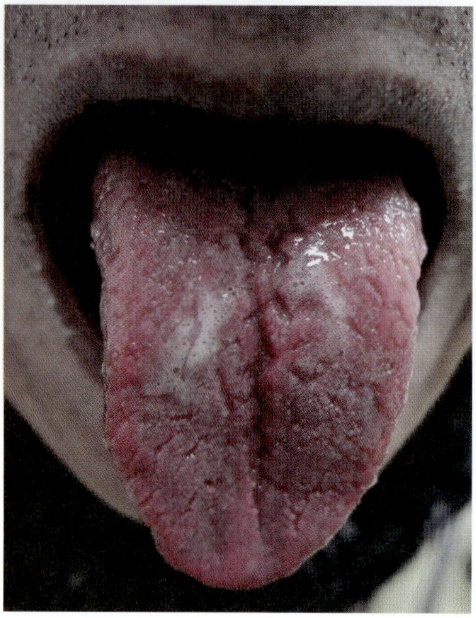

점조도가 높은 침이 설면에 고여 있으며 蒼老, 裂紋舌은 유지되었다. 9월 내원 시보다 가래의 양이 많아지고 호흡곤란이 심해지며, 이후 상태가 급격히 악화되었다.

환자 예시 3

여/88 파킨슨 증후군으로 약물 치료 중인 환자로 구토와 설사를 주증으로 내원하였다. 손발은 차고 식사량이 매우 적었다.

1월 30일

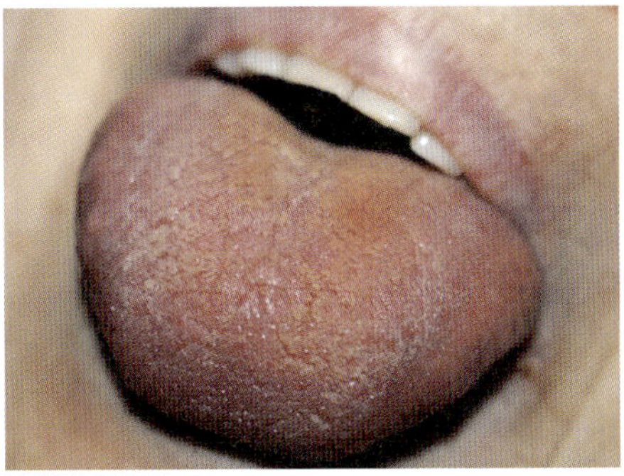

舌色紅, 點刺, 胖大舌이 관찰되며, 건조하고 薄한 황태가 관찰되었다.

2월 5일

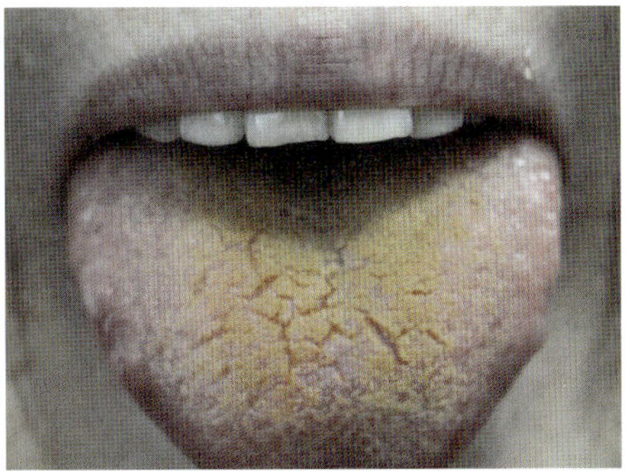

薄黃苔가 厚黃苔로 변하고, 舌質이 더욱 건조해져 裂紋이 관찰되었다.

9월 7일

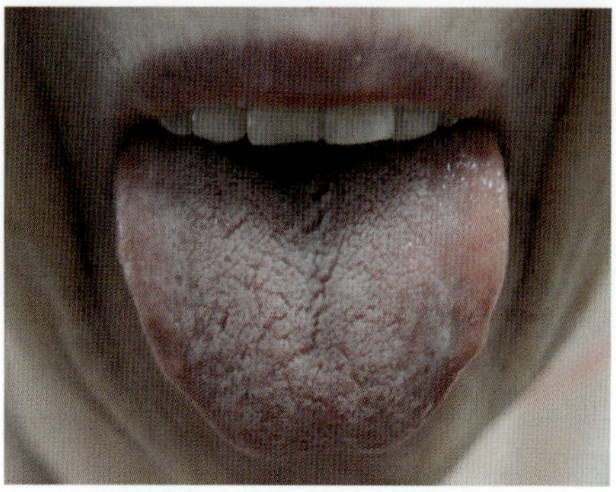

2월에 비해 설질이 담홍해지고 습윤해졌으며 열문이 감소하였다. 또한 厚黃苔에서 薄白苔로 변하였다.

11월 25일

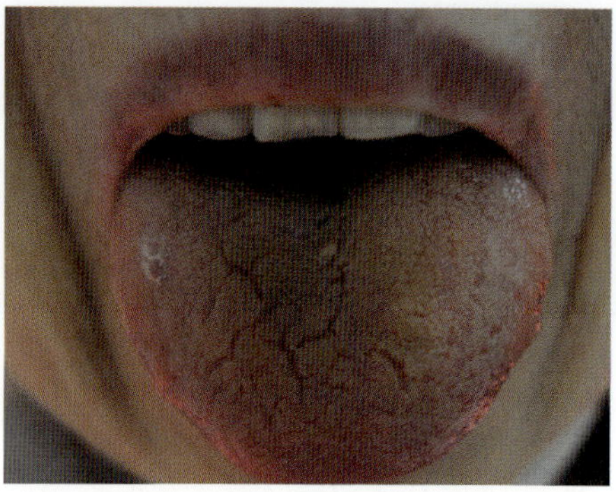

이후 가료하다가 내원 시에는 몸 상태가 악화된 상태로 내원하였다. 설질의 열문과 건조도가 증가하였고, 薄白苔에서 黃膩苔로 변하였다.

환자 예시 4

여/69 두통과 오심, 소화불량을 주증으로 내원하였다. 不眠, 口乾, 口苦, 喜冷飮, 上熱感을 동반하였다.

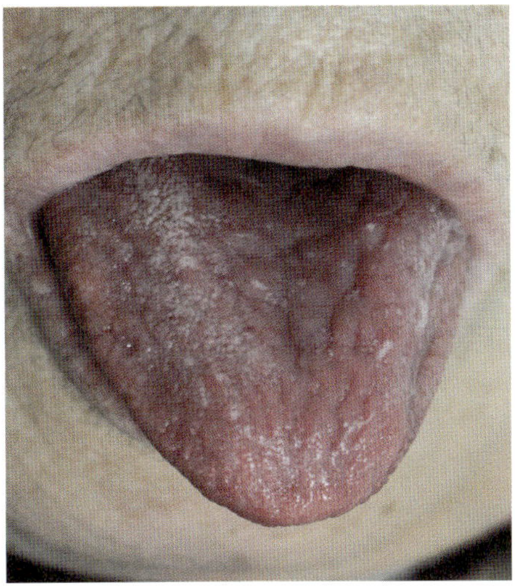

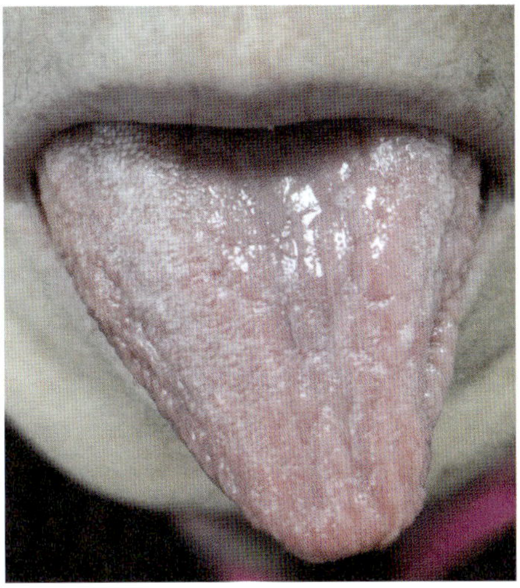

舌紅 **淡紅色, 舌潤**

苔小, 鏡面 **苔薄白**

치료 전 舌紅, 蒼老, 鏡面舌 상태였다.	1회 자침 치료 후 淡紅으로 설색이 변하고, 白苔가 증가하면서 건조도가 감소한 모습이 관찰되었다. 동시에 환자의 口乾, 口苦 증상도 자침 직후 완화되었다.

침지료 20분 전후의 설태 변화 사진이다.

舌苔가 단시간에 변화하여 환자의 상태를 즉각적으로 나타낼 수 있음을 보여주는 증례이다.

환자 예시 5

여/85 항고혈압제를 복용 중인 환자로 4개월 전 심한 스트레스를 받은 후 발생한 眩暈을 주증으로 내원하였다. 입이 자주 마르고 변비, 심한 하지부종을 호소하였다.

9월 21일

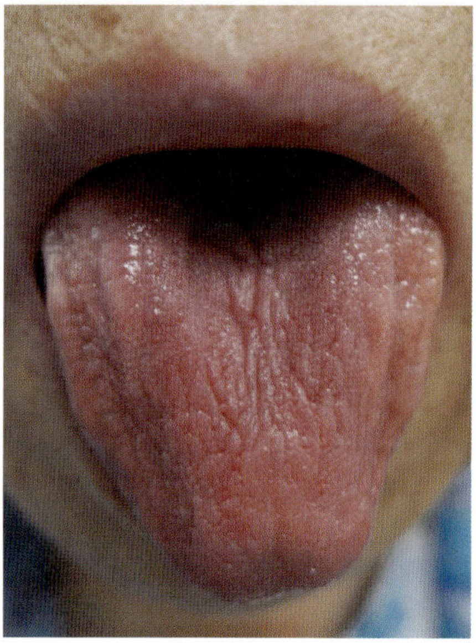

舌色紅, 蒼老하며 鏡面舌이 관찰되었다.

10월 8일

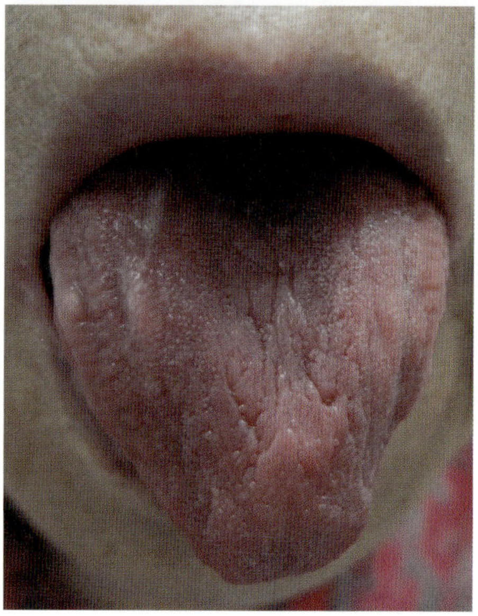

9월과 비교하여 舌色 淡紅하며 舌根部 舌苔가 소량 생긴 것이 관찰되었다.

10월 29일

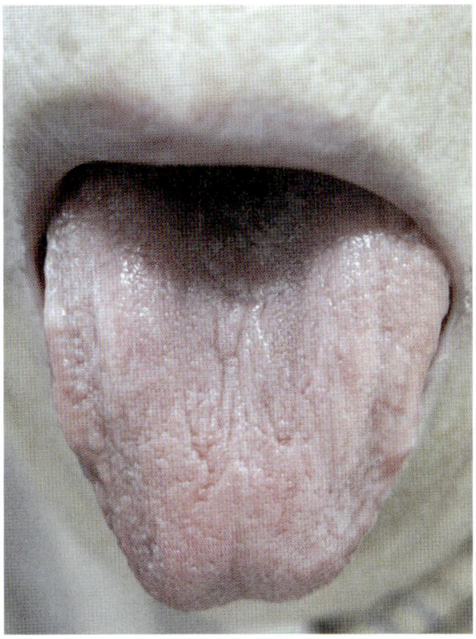

내원 당시 피로도, 변비가 호전되었으며, 야간뇨 횟수가 7~8회에서 2~3회로 감소하였다. 치료가 지속됨에 따라 설담백, 태박백하였고, 裂紋이 감소하였다.

11월 19일

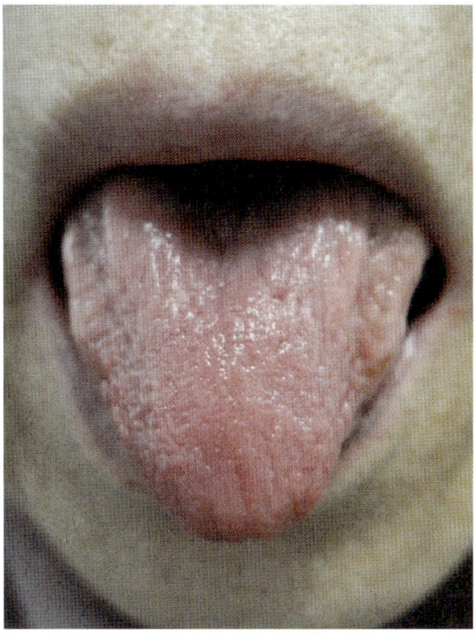

舌色淡紅, 嬌嫩하여 정상에 가까운 혀 상태로 변화하였다.

환자 예시 6

여/78 40년 이상 지속되던 현훈이 3년 전 뇌진탕 후 심화되어 내원하였다. 와위에서 좌측으로 머리를 돌리면 眩暈이 심해지고 耳鳴과 難聽이 동반되었다. 그리고 머리가 늘 무겁다고 하였다.

10월 14일	10월 28일
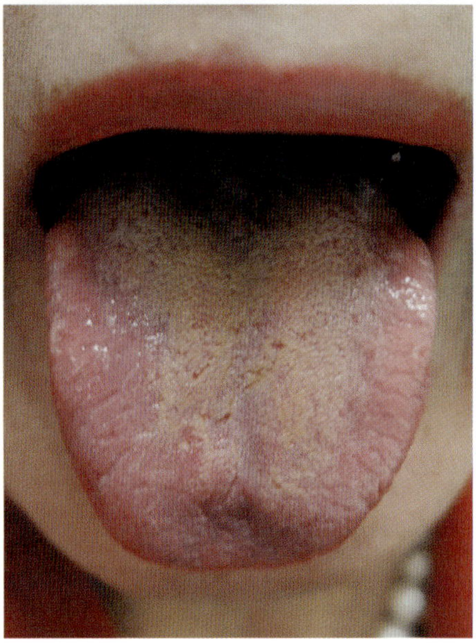	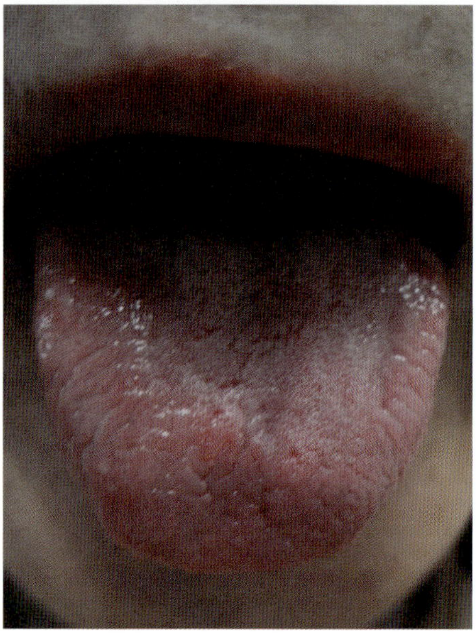
淡紅色	**淡紅色, 舌潤**
腐黃	**苔薄白**
내원 시 舌中에 黃膩苔가 관찰되었다.	치료 2주가 경과한 시점에는 舌苔가 얇아지고 黃苔에서 白苔로 설태가 변화된 모습이 관찰되었다.

환자 예시 7

여/52 대상포진 과거력이 있는 환자로 소화불량을 주증으로 내원하였다. 식후 잦은 복통이 있었으며, 배가 차고 창만감을 호소하였다. 입이 자주 마르고 쓰며, 頭汗을 동반하였다. 脈은 弦細하였다.

1월 5일	8월 22일
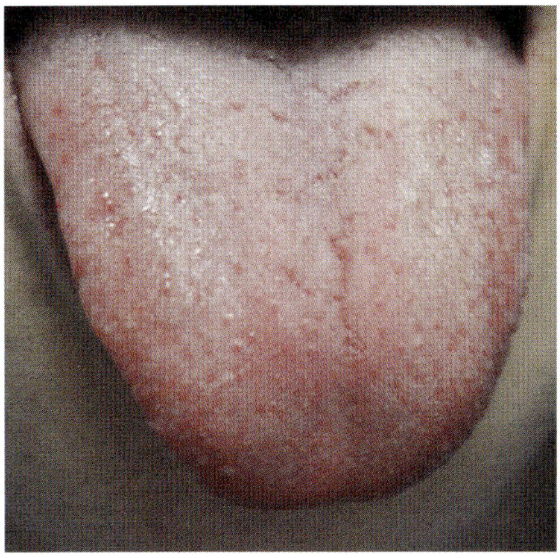	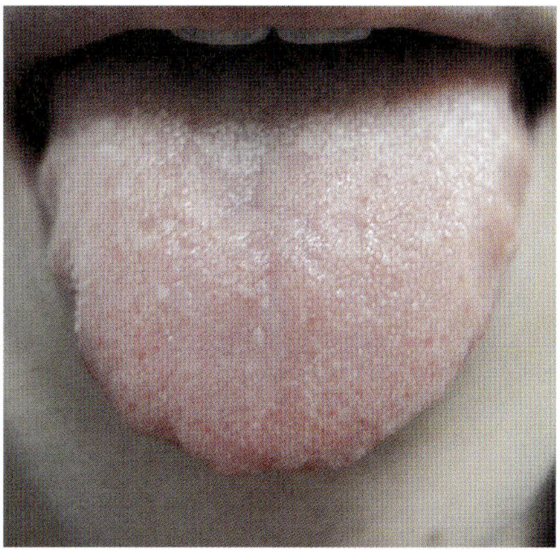
첫 내원 시 사진은 舌紅, 舌尖紅하며, 혀 전반에 붉은색 刺舌이 관찰되었다. 당시 소화불량은 肝熱上亢으로 변증하였다.	동일한 증상으로 8월경 내원한 사진에는 舌色淡紅하고 붉은 芒刺가 사라진 상태였다. 호소하는 소화불량은 舌診을 통해 濕痰으로 변증하였다.

동일한 증상에 대해 변증에 따라 치료가 달라진 사례이다.

이와 같이 동일한 증상을 호소하더라도, 설진을 활용하여 변증과 치료 처방을 달리할 수 있다.

환자 예시 8

여/64 우측 안면마비를 주증으로 내원하였다. 평소 감정적 스트레스가 많은 편이며 입이 자주 마르고 盜汗이 있었다.

4월 8일

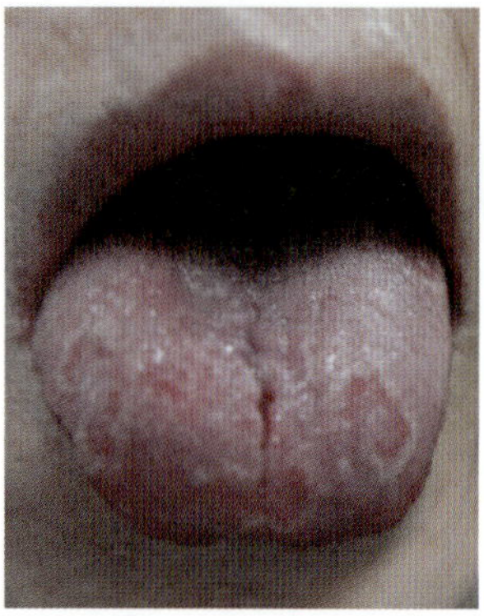

舌面에 여러 개의 舌瘡과 舌色紅, 舌腫, 裂紋이 관찰되며 苔는 剝落되었다.

8월 28일

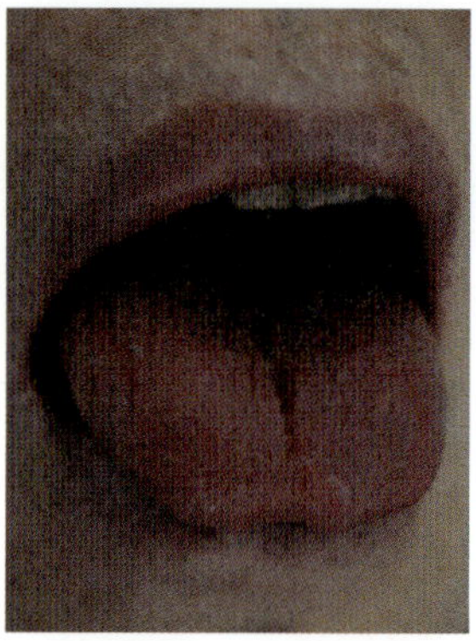

내원 시 전일 심한 스트레스를 받아 上熱感과 억울한 감정 상태를 호소하였다. 사진에서는 舌色絳, 舌尖點刺 및 地圖舌이 관찰되었다.

10월 1일

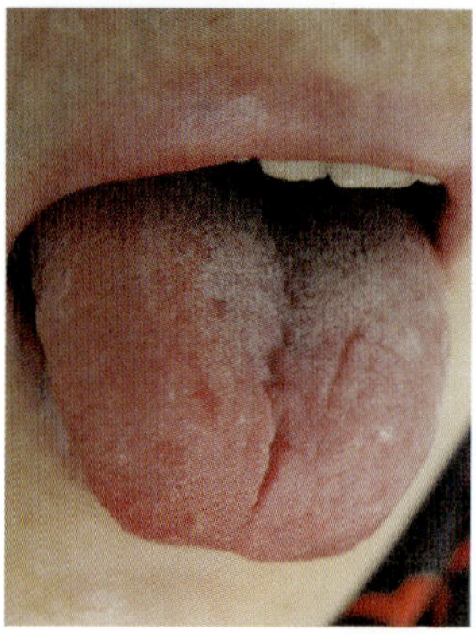

舌色이 옅어져 淡紅하며, 舌苔가 생겨 薄白苔로 변한 모습이 관찰되었다.

舌苔 剝落의 변화가 관찰되는 증례이다.

과도한 스트레스가 누적된 상태의 환자로, 치료 경과에 따라 胃氣의 회복과 陰液의 보충 과정을 관찰할 수 있었다.

환자 예시 9

여/65 3번의 뇌졸중이 발생(10년 전, 1년 전, 6개월 전)한 환자로 7일 전부터 발생한 眩暈을 주증으로 내원하였다. 眩暈이 심하여 몸의 중심을 잡기가 어려운 상태였다. 嗜眠, 피로, 畏寒, 頻尿를 동반하였으며, 脈은 浮滑하였다.

내원 당시

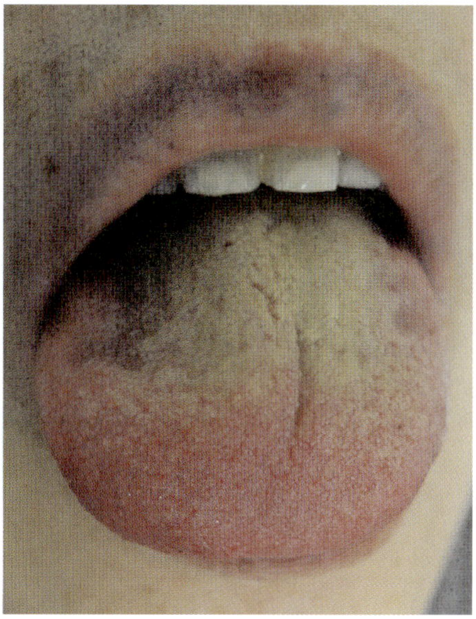

내원 당시 사진은 黃厚苔하며 다소 건조한 편이었다. 陽虛로 인한 水濕停滯로 변증하였다.

침치료 2일 후

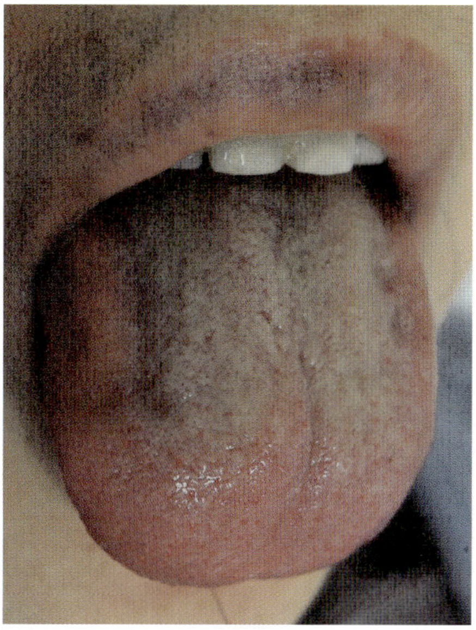

苔色이 옅어지고 두께가 얇아졌다. 또한 보다 濕潤해진 모습을 관찰되었다. 현훈은 소실되었다.

침치료로 舌苔의 변화가 관찰되는 증례이다.

환자 예시 10

여/76 요추 디스크, 인공 슬관절 치환술, 만성호흡기질환이 있는 환자로 식욕부진과 기면을 주증으로 내원하였다. 심하경만하고 복부가 창만하였다. 다리에 힘이 없어 자력 보행이 어려운 상태였다. 혈액 검사(10월 16일)에서 Chloride(Cl) 87mmol/L, Sodium(Na) 121mmol/L로 전해질이 불균형한 탈수 상태였다.

10월 16일

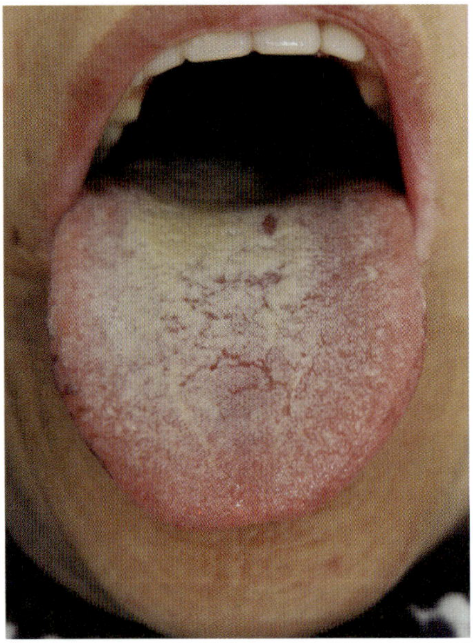

舌根~中까지 건조한 黃腐苔가 관찰되었다.

10월 19일

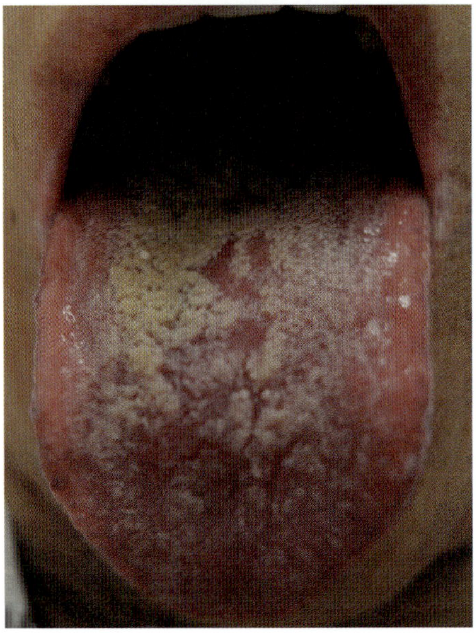

黃腐苔가 조금 벗겨져 地圖舌로 변화된 모습이 관찰되었다.

10월 21일

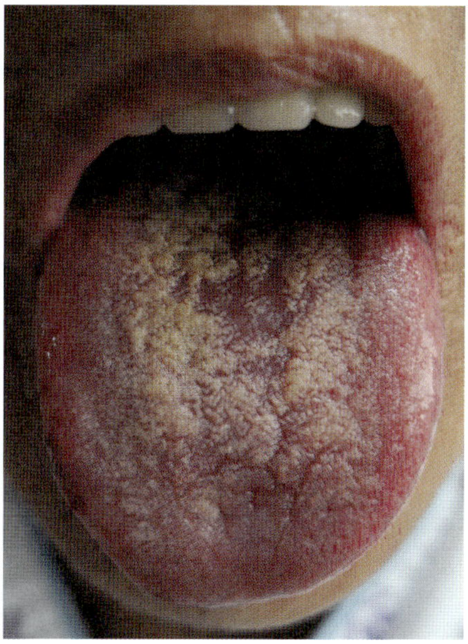

地圖舌로 변화된 黃腐苔가 조금 더 벗겨지고 엷어진 모습이 관찰된다.

10월 30일

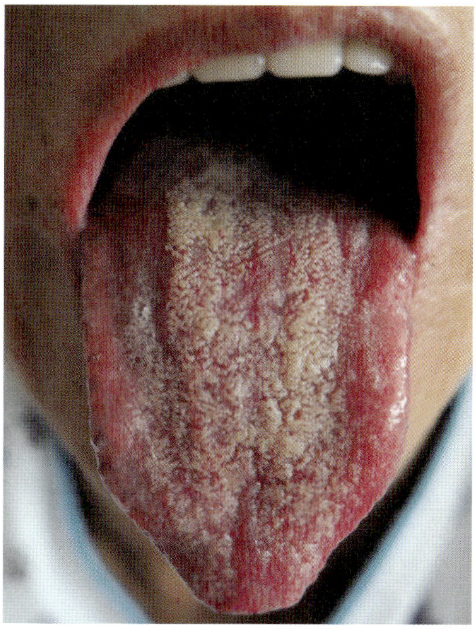

黃苔가 점차 균일하고 얇아지는 모습이 관찰된다. 또한 점차 濕潤해지는 과정도 관찰된다.

환자는 치료 초기보다 식욕과 기력이 증진되었다고 하였으며, 心下硬萬과 嗜眠상태가 소실되었다. 또한 하지 소력감이 호전되어 자력 보행이 가능하였다.

부록 1. 중풍 환자의 舌診

국내 중풍 환자의 한의학적 변증에 대한 연구는 2005년부터 한국한의학연구원의 주관으로 '뇌혈관질환의 한의변증진단 표준화 및 과학화 기반연구'를 토대로 시작되었다.[1] 그 결과로 火熱證, 濕熱證, 瘀血證, 氣虛證, 陰虛證 등 5가지로 중풍진단 표준형이 결정되었다. 이후 瘀血證의 발생 빈도가 낮다는 점을 고려하여 2010년 중풍 변증을 4가지(火熱證, 濕熱證, 氣虛證, 陰虛證)로 확정하여 이에 맞춘 중풍 설진 연구들이 행해졌다. 이 중풍 변증을 적용하여 설진의 지표와 중풍 환자의 변증관계를 밝힌 3가지 연구 결과 보고는 다음과 같다.

1) Lee et al[2]은 발병 30일 이내 1,502명을 대상으로 변증 결정에서 紅舌(舌色), 白苔(苔色), 黃苔(苔色), 厚苔, 齒痕, 淡舌(舌色)의 6개 지표 순서대로 중요하다고 하였다.
2) Ko et al[3]은 발병 30일 이내의 중풍 환자 1,879명을 대상으로 설진을 시행하여 淡舌은 氣虛證과 陰虛證을 예측해주며, 黃苔 또한 중요한 설명 변수라고 보고하였다. 또한 濕痰證에서 瘀血斑點, 淡白舌, 燥苔가 상관관계가 있다고 보고하였다.
3) Lee[4]는 발병 180일 이내의 중풍 환자 99명을 대상으로 혀를 관찰하여 紅舌, 苔白, 淡舌, 苔厚, 苔燥 순의 빈도를 확인하였다. 또한 火熱證과 陰虛

---

1) 문승희 외 6인. 한국형 중풍 변증 표준안-Ⅱ의 변증별 변증지표의 분포 및 타당도에 관한 연구. 동의생리병리학회지. 2008; 22(2): 487-496.

2) Ju Ah Lee et al. Basic Tongue Diagnosis Indicators for Pattern Identification in Stroke Using a Decision Tree Method. 대한한의학회지. 2012; 33(4): 1-8.

3) Mini Ko et al. A Study of Tongue and Pulse Diagnosis in Traditional Korean Medicine for Stroke Patients Based on Quantification Theory Type II. Evid Based Complement Alternat Med. 2013; 3; Article ID 508918: 1-8.

4) Lee JS. A Study on Tongue Diagnosis Indicators of Stroke Patients. National Rehabilitation Center. 2013; 29(1): 90-7.

證은 紅舌, 濕熱證과 氣虛證은 淡舌, 火熱證과 濕熱證은 苔厚, 陰虛證과 氣虛證은 薄과 상관관계가 높다고 보고하였다.

또한 박영화 외 4인(2017년)의 연구[5)]에서는 국내 중풍환자의 舌診 연구 중 14가지를 종합하여 중풍 환자의 공통적인 설진상 특징에 대해 다음과 같이 보고하였다. 火熱證은 舌紅과 黃厚苔와 鏡面, 陰虛證은 燥苔, 氣虛證은 舌淡白과 齒痕, 濕痰證은 胖大舌과 白苔와의 상관관계가 관찰되었다. 또한 뇌경색과 뇌출혈의 발병 24시간 이내 환자에서 뇌경색은 氣虛, 뇌출혈은 陰虛의 경향이 있었다.

5) 박영화 외 4인. 국내 중풍 환자의 설진에 관한 연구 고찰. 대한한방내과학회지. 2017; 38(2): 160-161.

부록 2. 舌體와 舌苔의 主病 특징

<table>
<tr><th colspan="2">舌象</th><th>主病 특징</th></tr>
<tr><td rowspan="4">舌淡紅</td><td>苔薄白</td><td>건강한 상태</td></tr>
<tr><td>苔薄白, 潤</td><td>惡寒・惡風 등 表證을 끼고 있을 때 風寒으로 변증</td></tr>
<tr><td>•</td><td>虛寒</td></tr>
<tr><td>瘦薄舌</td><td>氣血虛, 만성 질환, 신체 허약</td></tr>
<tr><td rowspan="4">淡白舌</td><td>齒痕, 膩苔・滑苔</td><td>脾胃의 陽虛</td></tr>
<tr><td>白苔, 乾燥, 舌裂</td><td>陽氣不足과 津液不足</td></tr>
<tr><td>苔薄, 色淡黃, 膩</td><td>脾虛濕滯로 熱이 만들어진 상태</td></tr>
<tr><td>胖大</td><td>陽虛</td></tr>
<tr><td rowspan="4">舌紅</td><td>色白膩苔, 有齒齦</td><td>氣虛濕阻</td></tr>
<tr><td>舌苔白滑</td><td>寒邪가 氣分을 傷함</td></tr>
<tr><td>色黃, 乾燥</td><td>燥熱內盛</td></tr>
<tr><td>色黃, 膩苔</td><td>低熱 또는 濕痰</td></tr>
<tr><td rowspan="4">絳舌</td><td>色厚黃, 裂紋</td><td>臟腑實熱</td></tr>
<tr><td>少苔, 無苔</td><td>陰虛 또는 虛熱
舌體瘦薄하면 진액이 부족한 상태</td></tr>
<tr><td>苔焦黃・灰黑, 裂紋</td><td>熱邪로 陰液 손상이 심한 상태</td></tr>
<tr><td>無苔, 舌體瘦 / 裂</td><td>外感溫熱病 등으로 虛火旺旺, 傷陰</td></tr>
<tr><td rowspan="4">紫舌</td><td>苔色焦黃, 刺 / 裂紋</td><td>火熱이 熾盛한 상태</td></tr>
<tr><td>瘀點, 瘀斑</td><td>血瘀</td></tr>
<tr><td>苔黃灰黑, 乾燥</td><td>臟腑 熱極</td></tr>
<tr><td>舌苔厚, 緊斂</td><td>氣滯血瘀</td></tr>
</table>

참고문헌

寺澤捷年 著. 신길조 역. 서양의학자의 한방진료학. 집문당. 1998. pp. 1-425.

辛瑛主. 中医舌诊知识. 人民卫生出版社. 1997. pp. 1-121.

王季黎, 杨拴成. 舌诊源鉴. 人民卫生出版社. 2001. pp. 1-573.

朱文锋. 中医诊断学. 人民卫生出版社. 1999. pp. 1-936.